日めくり麻酔科エビデンスアップデート
～1日1つ，3カ月で100の知見を得る～

《監修》
山蔭 道明
札幌医科大学教授

《編集》
新山 幸俊
札幌医科大学准教授

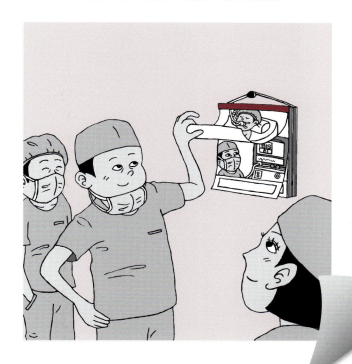

克誠堂出版

執筆者一覧 (執筆順)

廣田	弘毅	富山大学大学院医学薬学研究部麻酔科学講座
上山	博史	関西労災病院麻酔科
新山	幸俊	札幌医科大学医学部麻酔科学講座
北島	治	日本大学医学部麻酔科学系麻酔科学分野
笹川	智貴	旭川医科大学麻酔・蘇生学講座
井尻	えり子	旭川医科大学麻酔・蘇生学講座
小山	薫	埼玉医科大学総合医療センター麻酔科
鈴木	昭広	東京慈恵会医科大学麻酔科学講座
平田	直之	札幌医科大学医学部麻酔科学講座
田村	貴彦	高知大学医学部麻酔科学・集中治療医学講座
河野	崇	高知大学医学部麻酔科学・集中治療医学講座
後藤	安宣	市立奈良病院集中治療部
坪川	恒久	東京慈恵会医科大学麻酔科学講座
山内	正憲	東北大学大学院医学系研究科外科病態学講座麻酔科学・周術期医学分野
外山	裕章	東北大学大学院医学系研究科外科病態学講座麻酔科学・周術期医学分野
中山	禎人	札幌南三条病院麻酔科
紙谷	義孝	新潟大学地域医療教育センター魚沼基幹病院麻酔科
齊藤	和智	東北大学大学院医学系研究科外科病態学講座麻酔科学・周術期医学分野
川名	信	宮城県立こども病院麻酔科
松田	祐典	埼玉医科大学総合医療センター産科麻酔科／Department of Anesthesia and Pain Management, Mount Sinai Hospital, University of Toronto
山田	淑恵	福井大学医学部附属病院救急部
林	寛之	福井大学医学部附属病院総合診療部
吉田	真一郎	東京医科大学麻酔科学分野
河野	達郎	東北医科薬科大学麻酔科学
佐々木	美佳	新潟大学大学院医歯学総合研究科麻酔科学分野
田中	萌生	新潟大学大学院医歯学総合研究科麻酔科学分野
栗山	俊之	和歌山県立医科大学麻酔科学教室
川股	知之	和歌山県立医科大学麻酔科学教室

序　文

　臨床医にとって知識をアップデートすることは絶対的な必須事項ですが，麻酔関連領域は多岐にわたっています．多忙を極める日々の業務をこなしながら，次々と発表されるすべての論文をフォローすることは困難です．本書のコンセプトは，臨床麻酔はもちろん，救急医療，集中治療，ペインクリニック，無痛分娩，緩和医療など麻酔科医が関わるすべての領域において，有意義と思われる最新の知見を示した論文のエッセンスを，理解しやすい形式で解説・紹介するというものです．各領域でピックアップされた論文には，臨床だけでなく，基礎研究も含まれています．レイアウトは見開き2ページで，最初に論文の結論を簡潔に示したトピックスとイラストを掲載しました．さらに，執筆してくださった先生方が，ご自分が読んでインパクトを感じたポイントを分かりやすくコメントしてくれています．偏っていても構わないという前提で，あえて主観を入れていただくことで，非常に魅力ある内容になりました．大いに偏見に満ちた，示唆に富むコメントをぜひ堪能していただきたいと思います．

　ただ，本書を読むことで，最新の知見のすべてを理解できるということでは決してありません．あくまでも興味を持った論文を個人がそれぞれ入手し，さらに読み込んで理解を深めるためのきっかけとして本書を利用していただければ幸いです．

　最後になりましたが，興味深い原稿を書き上げてくださった執筆者の先生方，締め切り遅延の連続で，大変なご迷惑をかけてしまった編集の土田　明さん，そして，ウィットに富んだ味わい深いイラストを作成してくださった高張　峰治さんに心より感謝申し上げます．どんなに多忙な麻酔科医でも，コーヒータイムに1つの項目を読み解くことで，無理なく新しい知見を得ることができます．それでは皆さん，どうぞページをめくって1日1つずつ，100の新しい知見を楽しみながら学んでください．

2017年3月吉日

札幌医科大学医学部麻酔科学講座　　　　　教授　　山蔭　道明
　　　　　　　　　　　　　　　　　　　　准教授　新山　幸俊

目　次

1　麻酔の作用機序　…… 廣田　弘毅　1
- ❶ 視床内側核への電位依存性カリウムチャネル抗体の微量注入は，全身麻酔作用を拮抗する／2
- ❷ 視床皮質路の非特殊感覚経路は，プロポフォールによる意識消失作用に関わっている／4
- ❸ イソフルランとデスフルランは，Aβペプチドの重合を促進し，アルツハイマー病を増悪させる／6
- ❹ 新生児期の全身麻酔薬曝露は神経発達障害を生じるか？：国際的多施設ランダム化前向き試験／8
- ❺ 海馬のセルアセンブリに対する光遺伝学的刺激により，記憶はよみがえる／10

2　吸入麻酔　…… 上山　博史　13
- ❶ MACの概念は誤りである／14
- ❷ イソフルラン麻酔では侵害刺激を完全には抑制できない／16
- ❸ 麻酔中の脳波変化とその生理学的な基礎を理解する／18
- ❹ イソフルラン麻酔では潜在性記憶を抑制できていない可能性がある／20
- ❺ 脳波を使って計測した前頭葉と頭頂葉間の接続（connectivity）変化により，麻酔薬による意識消失をとらえることができる／22

3　静脈麻酔　…… 新山　幸俊　25
- ❶ プロポフォールの呼気終末濃度を測定することで，血中濃度のリアルタイムモニタリングができる／26
- ❷ プロポフォールには鎮痛および痛覚過敏抑制作用がある／28
- ❸ プロポフォール投与時の血管痛の発生機序にはTRPA1受容体が関与している／30
- ❹ 筋弛緩薬はBIS値を低下させる／32
- ❺ デクスメデトミジンは老齢マウスにおける術後認知機能障害を予防する／34

4 筋弛緩薬 ……………………………………………… 北島 治 37

1. 非脱分極性筋弛緩薬に対するネオスチグミンの拮抗は，酸素化を改善せず，術後無気肺の発生を増加させる／38
2. 後腹膜腹腔鏡手術において深い筋弛緩状態は，外科医に手術をやりやすくさせている／40
3. calabadion：筋弛緩薬に対する新たな拮抗薬／42
4. 皺眉筋モニタリング下での中等度筋弛緩の完全な回復に必要なスガマデクス量は4 mg/kg である／44
5. スガマデクスは術後残存筋弛緩の発生を回避する：ランダム化比較試験／46

5 局所麻酔薬・神経ブロック ……………………… 笹川 智貴 49

1. 末梢神経ブロックに際し，超音波ガイドと神経刺激装置はどちらが有用か？／50
2. 区域麻酔後の神経学的合併症：リスクを見積もる／52
3. 区域麻酔の併用は，がんの再発率を低下させる／54
4. TKA の術後鎮痛において，リポソームブピバカインを用いた大腿神経ブロックは有用か？／56
5. 抗血小板療法・抗凝固療法中の患者に対するペインクリニック領域の神経ブロック（共著者：井尻 えり子）／58

6 補液・輸血 ……………………………………………… 小山 薫 61

1. 手術中の大量出血に対する第 2 世代 HES による大量輸液療法は，術後腎機能に影響しない／62
2. 集中治療における輸液療法：第 3 世代 HES は有害か？／64
3. ICU における重症循環血液量減少性ショック症例に対する膠質液の使用は死亡率を低下させる／66
4. ICU における非敗血症症例に対して HES は有用である：メタ解析／68
5. 高リスク症例に対する制限的輸血は，予後を増悪させる／70

7 呼吸管理 ……………………………………………… 鈴木 昭広 73

1. PROSEVA study：腹臥位療法は重症 ARDS 患者の予後を改善する／74
2. IMPROVE study：術中肺保護戦略換気は転帰を改善し，医療コストを減少させる／76
3. 腹臥位脊椎手術において，従圧式換気は出血量を減少させる／78

❹ 多施設共同研究：ビデオ喉頭鏡は困難気道対策に有用である／80
❺ 初心者が最も確実に緊急外科的気道確保ができる方法は，外科的切開である／82

8　循環管理 …………………………………………………………… 平田　直之　85
❶ 非心臓手術において，術中平均血圧 55 mmHg 未満が継続すると
術後アウトカムが悪化する／86
❷ 術中収縮期血圧が，術前よりも 50％低下した状態が 5 分以上継続すると
心筋傷害を生じやすい／88
❸ 術後心筋傷害は 1 年後の生存率を低下させるが，
その死因は心臓以外が原因であることが多い／90
❹ 非心臓手術における術中血圧変動は，予後を悪化させない／92
❺ 術中の血圧不安定性は，30 日生存率と関連する／94

9　麻酔合併症 …………………………………………… 田村　貴彦／河野　崇　97
❶ 非心臓手術患者に対する周術期アスピリン投与は死亡率に影響しないが，
術後大出血の危険性を高める／98
❷ 小児の非心臓手術患者での予期しない術後挿管の頻度は成人と同等であり，
30 日死亡率の増加と関連している／100
❸ 術後合併症は，その発生率や重症度だけでなく，
持続時間も生存率に関連している／102
❹ 肺炎と代替気道器具の使用は，気管挿管後歯牙損傷の新たな危険因子である／104
❺ 心臓手術後の一時的心外膜ペースメーカワイヤー抜去に関連する因子の検討／106

10　脳外科手術 ……………………………………………………………… 後藤　安宣　109
❶ awake craniotomy の適切な麻酔管理法に関するレビュー：
結論には至らず／110
❷ 脳神経外科術中および脳卒中の脳保護に関するレビュー：
どの薬剤も神経保護効果を示せず／112
❸ TIVA と併用したデクスメデトミジンは，誘発電位に影響を与えない／114
❹ 神経疾患患者における適切な輸液とは？：
等張液を用いて euvolemia を目指す／116
❺ テント上占拠性病変を有する患者に対する鎮静は，
薬剤特異性に神経学的機能を悪化させる／118

11 心臓手術 ……… 坪川　恒久　121

1. 麻酔科医が交代して麻酔を引き継ぐ際，十分な申し送りがなければ，心臓手術患者の死亡率および合併症発生率は上昇する／122
2. 心臓手術の麻酔には静脈麻酔薬よりも吸入麻酔薬を選択するべきである．術後の肺合併症が減少し，死亡率も低下する／124
3. ウサギの大動脈遮断モデルにおいて，ミノサイクリンは用量依存性に対麻痺の発生を抑制する：古い薬剤の新たな活用法／126
4. 人工心肺からの離脱時に低血圧に悩まされることは多い．病態を理解してバソプレシン，メチレンブルーなど積極的に使用して早期に血圧を回復させるべきである／128
5. 心房細動に対して抗凝固薬を服用している患者では，周術期にヘパリンブリッジングを行っているが，血栓塞栓症の予防効果は認められず，術後出血量が増加する／130

12 整形外科手術 ……… 山内　正憲／外山　裕章　133

1. 若年者の脊椎手術においてデクスメデトミジンが SSEP と MEP に与える影響は小さい／134
2. wide-awake surgery に対して，超音波ガイド下選択的知覚神経ブロックは有用である／136
3. 斜角筋間ブロックでは，局所麻酔薬の投与量が少ないと余計な広がりが少ない／138
4. デキサメタゾンは投与経路にかかわらず，斜角筋間ブロックの鎮痛効果を延長する／140
5. "PSH：周術期管理システム" による術前・術後ケアは，THA と TKA 患者の予後を改善する／142

13 呼吸器外科手術 ……… 中山　禎人　145

1. 気管支内圧を考えると，一側肺換気中には従圧式換気が望ましいか？／146
2. 一側肺換気において，PCV-VG モードは有用である／148
3. 一側肺換気中における低換気量での呼吸管理は適切か？／150
4. COPD 症例の一側肺換気中において，PEEP の付加は適切か？／152
5. 胸部外科症例において全身麻酔薬は何を選択すべきか？／154

14 その他の手術　　　紙谷　義孝　157
- ❶ 亜酸化窒素は，術後痛の遷延化を抑制する／158
- ❷ 非ステロイド性抗炎症薬の単回使用は，乳がんの再発を減少させる／160
- ❸ TIVA での麻酔管理は，がん手術後の再発率を低下させる／162
- ❹ オピオイドは，非小細胞がんを活性化させる／164
- ❺ 術前の prehabilitation は，術後認知障害の発症を抑制する／166

15 小児麻酔　　　齊藤　和智／川名　信　169
- ❶ 麻酔薬による中枢神経毒性に関する基礎研究は多様であるため，現時点でヒトへの臨床に反映させることはできない／170
- ❷ 小児扁桃摘出術の有害事象を予防するために，閉塞性睡眠時無呼吸のリスクを見逃さない／172
- ❸ 小児における新たな気道管理ガイドライン：予期せぬ困難に常に備える／174
- ❹ 小児の気道断面は楕円形であるため，小児患者にもカフ付きチューブの使用が推奨される／176
- ❺ 小児の人工呼吸管理では，気管チューブ内に圧減衰が生じる．細いチューブを用い，リークがある場合には有効な換気が得られていない可能性がある／178

16 産科麻酔・無痛分娩　　　松田　祐典　181
- ❶ 塩化カルシウムは子宮収縮を増強することで，オキシトシンによる低血圧を予防できるか？／182
- ❷ 帝王切開の術後鎮痛におけるくも膜下モルヒネの至適投与量は 100 μg である／184
- ❸ Fibtem 5 分値振幅は，分娩後出血時の出血量予測に対して有用である／186
- ❹ 自動間歇的硬膜外注入法は，持続硬膜外注入法より優れているか？／188
- ❺ デクスメデトミジンは，妊娠中の母体と胎児にどのような影響を及ぼすのか？／190

17 救急医療　　　山田　淑恵／林　寛之　193
- ❶ 敗血症患者において，過剰輸液は死亡リスクを増加させる？／194
- ❷ Shock index は本当に有用か？／196
- ❸ PROPPR 試験—重症外傷の輸血の"血漿：血小板：赤血球"の比は 1：1：1 と 1：1：2 のどちらがよい？／198

- ❹ 外傷患者はカルシウムが足りない！／200
- ❺ 肺塞栓症の重症度を12誘導心電図から読み解く／202

18 集中治療 …… 吉田　真一郎　205
- ❶ ARDSの新しい定義：Berlin定義／206
- ❷ 急性腎障害を合併した重症患者に対し，腎代替療法はいつ導入すべきか？／208
- ❸ 重症患者における栄養経路として，経腸栄養は本当に有用か？／210
- ❹ 敗血症および敗血症性ショックの新しい定義／212
- ❺ PAMPsとDAMPsは，DICの診断マーカーおよび治療ターゲットとなりうるか？／214

19 ペインクリニック …… 河野　達郎　217
- ❶ 慢性内臓痛モデルマウスでは，前帯状回皮質のAMPA型グルタミン酸受容体の可塑性変化が痛みに関与している（共著者：佐々木　美佳）／218
- ❷ モルヒネによる痛覚過敏の原因は，ミクログリアを介した神経細胞内 Cl^- の変化にある（共著者：佐々木　美佳）／220
- ❸ 慢性痛の小児に対して，心理的治療は有効か？（共著者：田中　萌生）／222
- ❹ 術後慢性痛は予防できるか？：関連因子の考察（共著者：田中　萌生）／224
- ❺ 群発頭痛は脳における痛みネットワークの異常である（共著者：田中　萌生）／226

20 緩和医療とオピオイド …… 栗山　俊之／川股　知之　229
- ❶ 転移が認められた非小細胞肺がん患者に対する緩和ケアの早期導入は，QOLと気分を改善し，生存期間を延長させる／230
- ❷ デキサメタゾンは，進行がん患者のがんに伴う倦怠感を改善する／232
- ❸ 通常の制吐療法にオランザピンを併用することで，化学療法誘発悪心・嘔吐は抑制される／234
- ❹ OPRM1 A118G遺伝子の変異は，術後鎮痛に必要なオピオイドの量を増加させる／236
- ❺ 切除不能な進行膵がんによる痛みは，腹腔神経叢ブロックで軽減する／238

麻酔の作用機序

Thalamic microinfusion of antibody to a voltage-gated potassium channel restores consciousness during anesthesia

Alkire MT, et al. Anesthesiology 2009 ; 110 : 766-73

視床内側核への電位依存性カリウムチャネル抗体の微量注入は，全身麻酔作用を拮抗する

廣田　弘毅

■背景

電位依存性カリウムチャネル（図）ファミリーの中で，Kv1.2 はニューロンの興奮性を調節することから，全身麻酔のメカニズムに関与する可能性がある．今回著者らは，意識の中枢と考えられている視床内側核群に Kv1.2 の抗体を微量注入し，全身麻酔薬の作用に及ぼす影響を検討した．

■方法

雄性 Sprague-Dawley ラットの視床内側核群あるいは視床外側核群に微量注入用カニューレを挿入した．麻酔用チャンバーを用いて，ラットにデスフルラン（3.6%）あるいはセボフルラン（1.2%）を吸入させた．意識（対向反射）が消失したことを確認してから，ラットの脳内に Kv1.2 の抗体を微量注入した．

■結果

デスフルラン吸入中にもかかわらず，視床内側核群に Kv1.2 抗体を微量注入されたラットの 75% が一時的に（約 400 秒間）麻酔状態（意識消失）から回復した．セボフルランでも同様の効果が得られた．視床外側核群に微量注入した群や，ほかの神経蛋白抗体を注入した群では，明らかな影響が認められなかった．このことから，視床内側核群が全身麻酔薬の意識消失作用に関わっていると考えられた．

コメント

全身麻酔のメカニズムに関する研究は，Meyer/Overton の脂質二重膜から Franks/Lieb の $GABA_A$ 受容体まで，さまざまな実験系を用いて膨大な知見が蓄積された[1]が，全身麻酔薬の明確な作用部位はいまだ明らかにされていない．本論文で特筆すべきは，全身麻酔薬作用（特に意識消失）の主要なターゲットとして視床皮質路を特定したことであり，今後の麻酔メカニズム研究の方向性を示す重要なランドマークになるといえよう．

一方，本論文と同様の手法を用いて，視床内側へのニコチンの微量注入がセボフルラン麻酔を拮抗したという報告もあり，この結果は全身麻酔薬の作用部位が神経型ニコチン性アセチルコリン受容体（nAchR）である可能性を示唆している[2]．Kv なのか

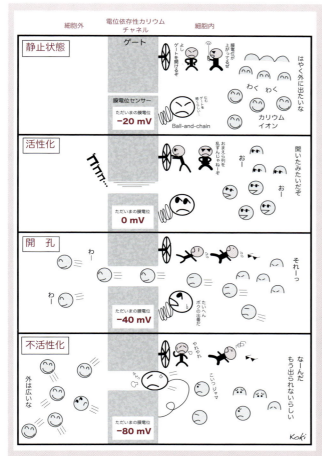

図 電位依存性カリウムチャネル(Kv)活性化・不活性化の模式図
膜電位が上昇(脱分極)してKvのゲートが開孔すると，細胞内のカリウムイオンは濃度勾配に従い細胞外へ流出し，膜を再分極させる．チャネルの不活性化に際しては，ボール状の構造がゲートを塞ぐと考えられている(ball-and-chainモデル).

nAchRなのか，それともGABA$_A$受容体なのか，やはり脂質二重膜なのか．麻酔メカニズム研究は，1つ問題が解けるとまた新たな問題が出現する，無限の迷宮である．以降の論文②〜⑤では，最新の麻酔メカニズム研究の概要とそのルーツをひもといていきたい．

●参考文献
1) 廣田弘毅. 麻酔をめぐるミステリー：手術室の「魔法」を解き明かす. 京都：化学同人；2012.
2) Alkire MT, et al. Thalamic microinjection of nicotine reverses sevoflurane-induced loss of righting reflex in the rat. Anesthesiology 2007；107：264-72.

Differential effects of deep sedation with propofol on the specific and nonspecific thalamocortical systems

Liu X, et al. Anesthesiology 2013 ; 118 : 59-69

視床皮質路の非特殊感覚経路は，プロポフォールによる意識消失作用に関わっている

廣田　弘毅

■背景

　脳科学者Tononi[1]の"統合情報理論"によれば，脳内で情報が一定の法則に従って統合され，情報統合量Φ（ファイ）が高い値をとることにより意識が生じるという．この仮説に基づけば，ヒトでは視床皮質路において意識が生まれる可能性が高い[2]．

　視床皮質路には，特殊感覚系路（SS）と非特殊感覚経路（NS）の2つの経路が存在する．SSとは味覚・視覚・聴覚・平衡感覚を伝える経路で，解剖学的に視床外側核群から構成される．NSは，覚醒・意識水準を維持する機能を持ち，視床内側核群を介する経路である．今回著者らは機能的核磁気共鳴画像法（fMRI）を用い，ヒトの視床皮質路に及ぼすプロポフォールの影響を検討した．

■方法

　target-controlled infusion（TCI）を用い，被験者（ボランティア）にプロポフォールを投与した．投与前・軽度鎮静（1μg/ml）・深い鎮静（2μg/ml）・意識回復期の4つのフェーズにおいてタスクを行わせ，SSおよびNSの神経活動をfMRIで測定した．

■結果

　プロポフォールによる深い鎮静（2μg/ml）により，視床皮質路の2つの経路の神経活動はいずれも減少したが，その程度はSSよりもNSにおいて顕著であった．また右脳より左脳の抑制が強かった．意識回復期において，SSの神経活動は58％しか増加しなかったのに対し，NSは123％の増加を示した．この結果から，視床皮質路のNS（特に左脳）は，プロポフォールによる意識消失のメカニズムと密接に関わっていると考えられる．

コメント

　図のように8つのニューロンからなるセルアセンブリ（一過性の神経ネットワーク）を仮定しよう．Aではセルアセンブリが均等に4分割されており，多様性も統合も認められないので統合情報量（Φ）は低い値をとる．反対にBでは8つのニューロンが完全に統合されているが，多様性は低く，どのニューロンを刺激しても同じ結果になるの

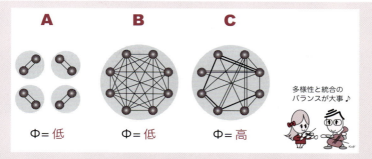

図 8つのニューロンとその神経結合のパターンによる情報統合量Φの変化
A：セルアセンブリが均等に4分割されており，多様性も統合も認められない．
B：8つのニューロンが完全に統合されているが，多様性は低い．
C：それぞれのニューロンを刺激した結果はすべて異なるので，多様性は高い．
［文献1）より改変引用］

で，やはりΦは低い．一方，Cのセルアセンブリでは8つのニューロンが統合されているが，それぞれのニューロンを刺激した結果はすべて異なり，多様性が高い．このようなセルアセンブリでは高いΦ値をとり，意識が生じるというのが統合情報理論の考え方である．

統合情報理論は思考実験によって導き出された仮説であるが，本論文はこれを裏付け，視床皮質路がプロポフォールによる意識消失メカニズムと密接に関わることを示した点に意味がある．今後の麻酔メカニズム研究，ひいては意識のメカニズム解明に一石を投じたと言えよう．

●参考文献
1）Tononi G. An information integration theory of consciousness. BMC Neurosci 2004；5：42.
2）Rosanova M, et al. Recovery of cortical effective connectivity and recovery of consciousness in vegetative patients. Brain 2012；135：1308-20.

Isoflurane and desflurane at clinically relevant concentrations induce amyloid β-peptide oligomerization : An NMR study

Mandal PK, et al. Biochem Biophys Res Commun 2009 ; 379 : 716-20

イソフルランとデスフルランは，Aβペプチドの重合を促進し，アルツハイマー病を憎悪させる

廣田　弘毅

■背景

アルツハイマー病（AD）の原因は，脳内でアミロイドβペプチド（Aβ）が重合し，老人斑として沈着するためと考えられている．今回著者らは核磁気共鳴法（NMR）を用いて，揮発性麻酔薬がAβの重合を促進する可能性について in vitro で検討した．

■方法

臨床使用濃度に調整したイソフルラン（0.32 mM）およびデスフルラン（0.29 mM）をサンプルチューブ内に封入し，それぞれの麻酔薬がAβ（0.22 mM）の重合に及ぼす影響をNMRで解析した．

■結果

イソフルランおよびデスフルランはAβの重合を時間依存性（9-25日）に促進した．化学シフトの解析から，イソフルランとデスフルランはAβの疎水ポケットに入り込み，これがトリガーとなって重合形成を促進すると考えられた．

コメント

　麻酔メカニズム研究者を悩ましてきた現象の一つに，n-アルコール類のカットオフ現象がある．n-アルコール類（$C_nH_{2n+1}OH$）は全身麻酔作用を持ち，炭素鎖数（n）を増やしていくと麻酔力価が増強する．これは，炭素鎖数が増えるとn-アルコールの脂溶性は高くなることから，脂質説で説明できよう．ところが炭素鎖数をさらに増やしてC_{11}-C_{12}に達すると突然麻酔作用が消失する（カットオフ）．カットオフ現象は脂質説では説明できない．脂溶性が高いのに麻酔作用がないからだ．

　このパラドックスを解決したのがFranks/Liebである．彼らは麻酔力価が"脂溶性と相関"するのではなく"疎水性と相関"しているのではないかと考えた（蛋白疎水ポケット仮説）．図に示すように，麻酔薬が入り込むポケット数と炭素鎖数が逆相関し，ポケット数が1以下になった時点でカットオフが生じる．われわれの研究室では，海馬スライスを用いた電気生理学的解析から，蛋白疎水ポケット仮説を用いてカットオフを理論的に予見した[1]．

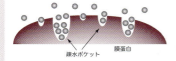
A. エチルアルコール（C_2H_5-OH）

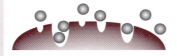
B. オクチルアルコール（C_8H_{17}-OH）

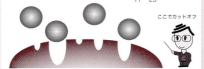
C. ウンデシルアルコール（$C_{11}H_{23}$-OH）

図　蛋白疎水ポケット仮説
n-アルコール類の麻酔作用力価の変化やカットオフ現象は，蛋白疎水ポケット仮説によって説明できる．
A：エチルアルコールはさまざまな疎水ポケットに入り込むので，作用を及ぼすには多くの分子が必要である（作用力価が低い）．
B：オクチルアルコールは入り込む疎水ポケットが減るので，少ない分子で作用を及ぼす（力価が高い）．
C：ウンデシルアルコールは疎水ポケットに収まりきらなくなり，作用が消失する（カットオフ）．ウンデシルアルコールの分子量は172で，脳内の主要な神経伝達物質であるグルタミン酸の分子量（147）よりやや大きい．

　本論文では，ポケット仮説を用いてAβ沈着メカニズムを説明したわけだが，はたして臨床的に，揮発性麻酔薬がADを増悪させるエビデンスはあるのだろうか．2011年のメタ解析では，全身麻酔によるADの進行は認められなかった[2]が，ADに限定せず，認知機能と全身麻酔の関係を検討した前向き研究によると，プロポフォール麻酔群・硬膜外麻酔群と比較して，セボフルラン麻酔群では有意に認知機能障害の進行が認められている[3]．全身麻酔薬とAD/認知機能の関係を明らかにするには大規模な前向き検討が必要であるが，臨床麻酔科医が注視すべきトピックであることは間違いない．

● 参考文献
1) 廣田弘毅．揮発性麻酔薬・静脈麻酔薬はどこに作用するか．高崎眞弓編．麻酔科診療プラクティス 20：臨床麻酔の疑問に答える生理学．東京：文光堂；2006. p.10-6.
2) Seitz DP, et al. Exposure to general anesthesia and risk of Alzheimer's disease : a systematic review and meta-analysis. BMC Geriatr 2011 ; 11 : 83.
3) Liu Y, et al. Inhaled sevoflurane may promote progression of amnestic mild cognitive impairment : a prospective, randomized parallel-group study. Am J Med Sci 2013 ; 345 : 355-60.

Neurodevelopmental outcome at 2 years of age after general anaesthesia and awake-regional anaesthesia in infancy (GAS): An international multicentre, randomized controlled trial

Davidson AJ, et al. Lancet 2016 ; 387 : 239-50

新生児期の全身麻酔薬曝露は神経発達障害を生じるか？： 国際的多施設ランダム化前向き試験

廣田　弘毅

■背景

　新生児に対する全身麻酔と神経発育障害の関係を明らかにする目的で，国際的多施設ランダム化前向き試験を行った．本検討は5年計画であるが，中間報告として2年間の結果を総括する．

■方法

　国際的28病院における，最終月経後年齢60週以下で妊娠26週以降に出生した，鼠径ヘルニア根治術を受ける新生児を対象とし，無作為に2群に振り分けた．
1) 全身麻酔群　セボフルランを基礎とした全身麻酔を行う．
2) 脊髄くも膜下麻酔群　脊髄くも膜下麻酔で麻酔管理し，鎮静は行わない．

■結果

　全身麻酔群294症例，脊髄くも膜下麻酔群238症例から2年間の追跡調査結果が得られた．1時間以内のセボフルラン麻酔は，脊髄くも膜下麻酔群と比較して，有意な神経発育障害を来さなかった．

コメント

　GABA$_A$受容体が活性化すると，Cl$^-$チャネルが開孔して過分極が生じる．Cl$^-$の流入が起こるのは，細胞膜に存在するトランスポーターKCC2がCl$^-$を細胞外へとくみ出して，細胞内Cl$^-$濃度を低く維持しているからである．一方，幼若脳ではKCC2がまだ発現しておらず，代わりにNKCC1がCl$^-$を細胞内へ取り込んでいるため細胞内Cl$^-$濃度が高い．幼若脳でGABA$_A$受容体が活性化すると，Cl$^-$が細胞内から細胞外へ流出し，脱分極（興奮）が誘発される（図）．

　成熟脳と幼若脳でGABA$_A$受容体の生理的役割が異なるのならば，全身麻酔薬の影響はどうだろうか．Cattanoら[1]は，臨床使用濃度のプロポフォールが新生仔マウス脳にアポトーシスを誘導することを示した．また4歳までに全身麻酔下手術を受けた小児を後ろ向きに調査したコホート研究によると，複数回の全身麻酔を受けた群は，手術を受けなかった対照群と比較して有意に学習障害を示した[2]．しかしながら後ろ向き研

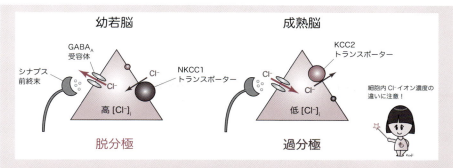

図 成熟脳では抑制性シナプス伝達に関わるが，幼若脳では興奮性に働く $GABA_A$ 受容体
$GABA_A$ 受容体は，成熟脳では抑制性シナプス伝達に関わるが，幼若脳では興奮性に働く．幼若脳では NKCC1（Na^+-K^+-$2Cl^-$ トランスポーター）が Cl^- を細胞内へ取り込んでいるが，成熟脳では KCC2（K^+-Cl^- トランスポーター）が細胞内 Cl^- を細胞外へとくみ出している．
[Nat Rev Neurosci 2002；3：728 より改変引用]

究では，手術や入院・原疾患によるバイアスが否定できない．

このような背景から，本論文の国際的多施設ランダム化前向き試験が計画された．本論文で特記すべきは，対象新生児を全身麻酔群と脊髄くも膜下麻酔群に振り分けたことだろう．全身麻酔薬以外のバイアスがきわめて少ない条件で，幼若脳に対する全身麻酔薬の神経毒性の有無を評価できたといえる．2年目の中間報告は神経毒性を否定するものであったが，5年後の最終結果を待ちたい．

●参考文献
1) Cattano D, et al. Subanesthetic doses of propofol induce neuroapoptosis in the infant mouse brain. Anesth Analg 2008；106：1712-4.
2) Wilder RT, et al. Early exposure to anesthesia and learning disabilities in a population-based birth cohort. Anesthesiology 2009；110：796-804.

Ontogenetic stimulation of a hippocampal engram activates fear memory recall
Liu X, et al. Nature 2012 ; 484 : 381-5

海馬のセルアセンブリに対する光遺伝学的刺激により，記憶はよみがえる

廣田　弘毅

■背景
　カナダの生理学者 Donald Olding Hebb は，"脳内において記憶は，特定のニューロンの集合体（セルアセンブリ）として符号化され蓄えられる"というセルアセンブリ仮説を提唱した（図-A）．本論文では，光遺伝学的手法を導入してセルアセンブリ仮説を証明し，記憶のメカニズムの一端を解明した．

■方法
　海馬に特別な組換え遺伝子を導入したトランスジェニックマウスを用いた．このマウスが学習・記憶をすると，それに対応したニューロンが黄色蛍光蛋白（EYFP）で標識される．同時に，そのニューロンにはチャネルロドプシン（ChR2）が組み込まれるので，光刺激を用いて人為的に発火させることができる．

■結果
　マウスを四角い箱に入れて電気ショックを繰り返し与え，四角い箱では電気ショックが来ることを学習させた（図-B1）．一方，丸い箱では電気ショックは来ないのでマウスはすくみ反応を示さない（図-B2）．ところが光ファイバーを介して，海馬のセルアセンブリを活性化すると，マウスは丸い箱にいるにもかかわらず，四角い箱に入れられたときと同様のすくみ反応を起こした（図-B3）．実験後にマウスから海馬を摘出して蛍光顕微鏡で観察すると，歯状核・CA1・CA3 領域に EYFP の標識があるニューロン群（セルアセンブリ）が認められた．
　以上から，特定の記憶により海馬にセルアセンブリが形成されることが明らかとなった．このセルアセンブリを光刺激することにより特定の記憶が想起されることから，セルアセンブリ仮説は証明された．

コメント
　Tononi らの統合情報理論（論文②参照）の大前提となっているのは，セルアセンブリの存在である．本論文は，海馬のセルアセンブリを証明した点で，今後の意識や記憶，そして麻酔メカニズム研究における重要な基盤となるだろう．これまで意識というと，

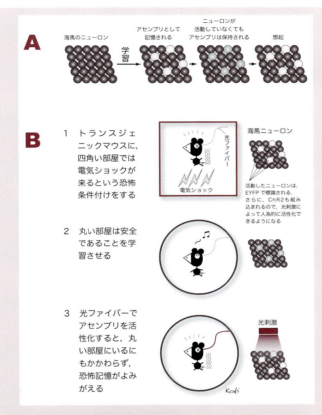

図 セルアセンブリ仮説とその証明
A：Hebbのセルアセンブリ仮説．記憶は，セルアセンブリというニューロンのパターン（それぞれのニューロンは1か0）として蓄えられる．
B：利根川博士らの光遺伝学的実験によりセルアセンブリ仮説が証明された．このトランスジェニックマウスは特定の学習・記憶をすると，それに対応した海馬ニューロンがEYFP（黄色蛍光蛋白）で標識され可視化される．同時にそのニューロンにはChR2（チャネルロドプシン）が組み込まれるので，光刺激を与えることにより人為的に活性化できる．

多義的でつかみどころのない哲学概念のように扱われてきたが，記憶のメカニズムを切り口に，セルアセンブリ・統合情報理論（論文②）・視床皮質路（論文①）などの視点から，より科学的なアプローチが可能になるかもしれない．分子生物学（論文③，④）や光遺伝学などの最先端テクノロジーの導入によって，麻酔メカニズム研究が今後さらに発展することを期待したい．

2 吸入麻酔

Exaggerated anesthetic requirements in the preferentially anesthetized brain
Antognini JF, et al. Anesthesiology 1993 ; 79 : 1244-9

MACの概念は誤りである

上山　博史

■背景

　1965年にEgarらが提唱した，痛み刺激により生じる体動を全症例の50％が抑制される最小肺胞濃度（minimum alveolar concentration：MAC）の考え方は，麻酔薬の具体的な投与濃度を示した点で画期的であった．MACを定義する際，体動は痛み刺激から合目的的に逃避する反応と想定したため，MACは麻酔薬の脳への作用を示すと信じられてきた．しかし，ラットの除脳前後でMACが変わらないこと[1]から，MACは脳ではなく脊髄への麻酔薬の作用を示す可能性が高い．著者らはMACの

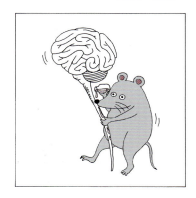

根幹である体動抑制が麻酔薬の脳への作用，あるいは脊髄への作用なのかを検証するため，ヤギを用いた分離体外循環の研究を行った．

■ヤギの分離体外循環

　ヤギの脳の血流は外頸動脈のみによって灌流され，椎骨動脈系は脊髄のみを灌流する．また脳の血流は外頸静脈のみから流出するため，ヒトとは異なり分離体外循環によって脳と脊髄の血流を完全に分離できる．

■方法

　6頭のヤギを対象とし，脳を灌流する外頸動脈と外頸静脈を結紮し，分離体外循環回路を装着した．気管からイソフルランと酸素を投与し，up and down法で全身にイソフルランを投与したときのMACを測定した．その後，分離体外循環回路から脳だけにイソフルランを投与してMACを測定した．分離体外循環を中止し，気管内からイソフルランと酸素を投与して再度全身のMACを測定して実験を終了した．

■結果

　全身にイソフルランを投与した場合のMACは1.2±0.3％であったが，頭部だけに

分離体外循環回路からイソフルランを投与した場合のMACは2.9 ± 0.7％であった．分離体外循環後，気管から全身投与したイソフルランのMACは再び1.3 ± 0.1％に低下した．

コメント

著者らは，①脳にだけ麻酔薬を投与したときのMACは，全身投与時の2倍以上に達したこと，②同じヤギのモデルを用いたこの翌年の研究で，脊髄を含む体幹部のみにイソフルランを投与したときのMACは全身投与したときの1.2 ± 0.3％に近い0.8 ± 0.1％であったことから[2]，MACが示す麻酔薬の効力は脳ではなく，脊髄への作用であることを明らかにした．

本研究は，MACの概念が誤りであることを示した点で，きわめて重要である．MACでは，1.0 MACは50％有効量であるため，95％有効量の1.3 MAC以上で体動，意識，記憶が消失すると信じられてきた．今日，麻酔の鎮静作用は麻酔薬から得られるとされるが，脳波上，セボフルラン0.7-0.8 MACで良好な鎮静が得られることが分かっている．このことはMACを基準とする投与は過剰であり，MACと鎮静に関連がないことを示している．

MACはオピオイド，妊娠，年齢などで変化し，今でも麻酔科医はこのMACの違いを考慮して濃度を決める．レミフェンタニルにより揮発性麻酔薬のMACは80％以上低下するが，これは単に鎮痛作用により侵害刺激が減弱するため体動を抑制する濃度が低下したにすぎず，鎮静作用の増強を意味しない．妊娠によりMACは25-40％低下するが，脳波で見たセボフルラン感受性は妊婦と非妊婦で差がない[3]．よって，これらの例で低下したMACを目安に低濃度の麻酔薬を投与すると，術中覚醒の危険性が高まる．小児と高齢者ではMACが2倍違うが，今後研究が進めば，年齢による麻酔薬投与量の常識が変わる可能性がある．

今日，MACは通用しないばかりか，麻酔科医に誤解を与える危険な考え方である．われわれはMACを過去のものとして封印しなければならない．

注：20年以上前の論文であるが，重要な内容を含んでいるので，あえて取り上げた．

●参考文献

1) Rampil IJ, et al. Anesthetic potency (MAC) is independent of forebrain structures in the rat. Anesthesiology 1994 ; 81 : 1511-5.
2) Borges M, et al. Does the brain influence somatic responses to noxious stimuli during isoflurane anesthesia? Anesthesiology 1994 ; 81 : 1511-5.
3) Ueyama H, et al. Pregnancy does not enhance volatile anesthetic sensitivity on the brain : an electroencephalographic analysis study. Anesthesiology 2010 ; 113 : 577-84.

Anesthetic depth defined using multiple noxious stimuli during isoflurane/oxygen anesthesia. II. Hemodynamic responses

Zbinden AM, et al. Anesthesiology 1994；80：261-7

イソフルラン麻酔では侵害刺激を完全には抑制できない

上山　博史

■背景

全身麻酔の目的は，無意識・無記憶状態を作るだけでなく，侵害刺激による生体のストレス反応を抑制することにある．これまで麻酔科医は血圧・心拍数を指標に麻酔薬の濃度を上げて麻酔を深くすれば，侵害刺激を抑制できると考えてきた．しかし，揮発性麻酔薬の濃度を上げても侵害刺激を抑制できないことを明確に示す研究が報告された．それがこの論文である．

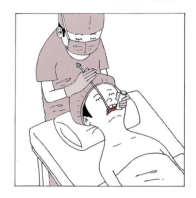

■方法

対象は，腹部手術を受ける ASA-PS 分類Ⅰの患者 26 名．麻酔の導入と維持は酸素とイソフルランで行った．イソフルランは無作為に選んだ濃度で呼気濃度を少なくとも 10 分間維持して平衡状態を作った．その後，5 種類の刺激，すなわち僧帽筋のひねり（ピンチ），四肢への 50 Hz のテタヌス刺激，喉頭展開，喉頭展開による気管挿管，皮膚切開を行い，刺激前後の収縮期血圧，心拍数の変化を調べた．血圧は橈骨動脈に挿入した動脈ラインから測定した．

■結果

皮膚切開後の血圧上昇度（図）は，イソフルラン濃度が高いときも低いときと変わらなかった．これは，僧帽筋のひねり，四肢のテタヌス刺激，喉頭展開，喉頭鏡を使った気管挿管でも同様であり，イソフルラン濃度を上げても刺激後の血圧上昇を抑制できなかった．

コメント

従来の麻酔深度理論において，意識・記憶，体動抑制のための濃度を示したのは MAC であるが，侵害刺激を抑制できる濃度を示したのが MAC-BAR（blocking adrenergic response）である．MAC-BAR は 50％の患者の侵害刺激に対する自律神経反応（カテコラミン反応）を抑制できる吸入麻酔薬濃度であり，Roizen ら[1]は 1.5-

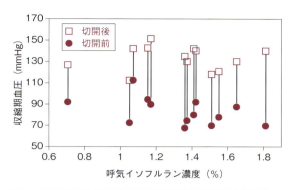

図 イソフルラン濃度別の皮膚切開後の収縮期血圧変化
[本論文より改変引用]

2.0 MACの麻酔薬投与により，侵害刺激による生体反応を抑制できると報告した．これに基づき，最近まで多くの麻酔科医は1.5-2.0 MACの麻酔薬を投与していた．

　しかし，本論文は，揮発性麻酔薬の濃度を上げても，皮膚切開だけでなく，気管挿管を含む侵害刺激を抑制できないことを示した．すなわち，揮発性麻酔薬単独では"麻酔を深く"できないのである．このことは，揮発性麻酔薬の濃度によって血圧や心拍数を調整してきた従来の麻酔管理は，侵害刺激の抑制ではなく，麻酔薬の循環抑制作用によって血圧や心拍数を管理していたにすぎないことを意味する．

　現在のバランス麻酔の考え方では，手術刺激によって生じる生体の自律神経反応は，鎮痛薬や局所麻酔薬により侵害刺激を減弱・遮断することにより抑制するとされる．麻酔薬と鎮痛薬には相互作用があり，両者を適量投与することによって初めて無記憶・無記憶状態と抗侵害刺激作用が達成される．麻酔薬による鎮静のモニターは脳波であるが，鎮痛のモニターは血圧・心拍数である．術中の侵害刺激には強弱がある．適量の麻酔薬が投与されている状態での血圧・心拍数上昇は侵害刺激の強さが増したと考え，麻酔薬ではなく鎮痛薬の増量で対応することが今日の正しい麻酔管理である．

　注：20年以上も前の論文であるが，重要な内容を含んでいるので，あえて取り上げた．

● 参考文献
1) Roizen MF, et al. Anesthetic doses blocking adrenergic (stress) and cardiovascular responses to incision — MAC BAR. Anesthesiology 1981 ; 54 : 390-8.

麻酔中の脳波変化とその生理学的な基礎を理解する

Hagihira S. Br J Anaesth 2015；115（Suppl 1）：i27-31

上山　博史

■背景

BIS（bispectral index）モニターは普及したが，麻酔科医の多くは BIS 値しか見ないため，脳波の情報が有効に使われていない．麻酔による脳波変化と生理学的な意味は難しいものではなく，短時間の学習によって理解できる．

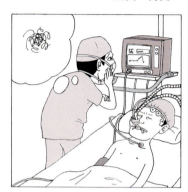

■レビューの内容

1）麻酔による脳波の変化　抑制性 $GABA_A$ 受容体に作用するイソフルラン，セボフルラン，プロポフォールは脳波の振幅を増大させ，周波数を低下させる（高振幅徐波化）．イソフルラン麻酔では脳波は以下のように変化する（図）．

a. 覚醒時や低濃度では，脳波の周波数は速く，振幅は小さい（❶）．
b. 0.6％：1 秒間に 10 回繰り返す波（10 Hz：α波）の振幅が増加する（❷）．
c. 0.9％：10 Hz の波の振幅がさらに増加し（❸），1 秒間に 2 回繰り返す波〔太線（2 Hz：δ波）〕が混じる（❹）．
d. 1.2％：10 Hz の波の振幅は 0.9％より減少するが，2Hz のδ波の振幅がさらに増加する（❺）．
e. 1.5％：平坦なサプレッション（❻）と高振幅のバースト（❼）からなるバーストアンドサプレッションが出現する．

2）麻酔による脳波パラメータの変化　BIS モニターは麻酔レベルに応じて計算方法を変える．浅い麻酔レベル（BIS 値 60-100）ではパワースペクトル上の 30-47 Hz と 11-20 Hz の成分の比率である relative β ratio が用いられる．臨床麻酔レベル（BIS 値 40-60）ではバイスペクトル解析が用いられる．脳波は多くの波からなり，それぞれの波の周波数や位相が複雑に影響し合う．麻酔下の脳に入力波 Z_1（周波数 f_1，位相 θ_1）と入力波 Z_2（周波数 f_2，位相 θ_2）の 2 つの波が入力され，出力波 Z_3（周波数 f_3，位相 θ_3）が合成される場合を考える．$f_3 = f_1 + f_2$ であるときに，位相 $\theta_3 = \theta_1 + \theta_2$ となる場合に位相カップリングと呼ばれる．バイスペクトル解析は特に 2 つの周波数成分の位相関係

を見る解析方法であり，スペクトル解析で得られた各周波数成分間の位相カップリングの程度（バイコヒーレンス）を見る．

3）麻酔中の脳波の生理学的な基礎　臨床麻酔レベルで見られるα波は，ノンレム睡眠のステージ2で見られる睡眠紡錘波が連続して発生する状態である．α波は視床網様核および視床-皮質-視床回路によりリズムが生成される．視床皮質投射ニューロンの膜電位が−65−−55mVのときのα波のリズム（10Hz）であるが，麻酔薬の濃度がさらに上昇し，この膜電位が低下するとδ波のリズム（2Hz）に移行する．α波の振幅が最大になる状態で適切な鎮静が得られると考えられるので，術中はα波の振幅が最大になるように麻酔薬濃度を調節する．

4）侵害刺激の脳波への影響　術中，脳波に最も影響する因子は侵害刺激である．一般に不十分な鎮痛下で侵害刺激が

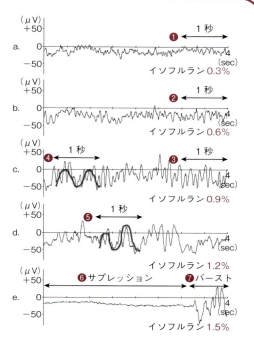

図　イソフルラン麻酔の脳波変化
［本論文より改変引用］

入力されると，脳波の振幅は低下し周波数が増加するためBIS値は上がる．これは痛みにより鎮静が浅くなるためと解釈できる．しかし侵害刺激に対する脳波の反応は一様ではなく，δ波のような周波数の低い波が出現しBIS値が低下することもある．このときの脳波は，一見，鎮静が深くなったように見えることから逆説的覚醒と呼ばれる．しかし，十分な鎮痛下では侵害刺激で脳波はほぼ変化しないし，変化しても鎮痛薬を投与すれば元の状態に戻る．

> **コメント**
>
> 　麻酔は鎮痛と鎮静からなるが，脳波はこのなかでも麻酔薬による用量依存性の眠りの深さ（鎮静度）を示す．術中，鎮痛が不十分であると，侵害刺激によって脳波は変化するが，十分な鎮痛下では侵害刺激の影響をほぼ受けない．術中に安定した脳波と鎮静状態を得るためには，十分な鎮痛によって侵害刺激を抑制する必要がある．すなわち，鎮痛が不十分であれば，BIS値などの脳波パラメータから鎮静度を知ることは困難になるともいえる．

Investigation of Implicit memory during isoflurane anesthesia for elective surgery using the process dissociation procedure

Iselin-Chaves IA, et al. Anesthesiology 2005 ; 103 : 925-33

イソフルラン麻酔では潜在性記憶を抑制できていない可能性がある

上山　博史

■背景

われわれは，患者が手術中のことを覚えていなければ，無意識・無記憶状態が作り出せていると思ってきた．しかし，①ターニケットにより筋弛緩薬の効果が上肢に及ばないようにし，指示による離握手から意識の有無を見ると，BIS 値 50-60 でも数十％の症例で離握手が可能なこと[1]，②記憶には思い出せる顕在性記憶と，思い出せないが記憶テストや催眠術で思い起こすことができる潜在性記憶があるが，術中の音声入力は高率に潜在性記憶として残ることから[2]，顕在性記憶が抑制されているため術中覚醒を訴えないだけで，術中記憶を潜在性記憶として持つ症例が多いのではないかと懸念されている[3]．しかし，どれくらいの麻酔薬を投与すれば，顕在性記憶と潜在性記憶が抑制できるのかは不明である．本論文では，BIS モニターを用い，BIS 値と顕在性記憶・潜在性記憶の抑制について調査した．

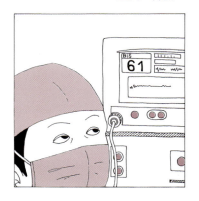

■方法

イソフルラン麻酔下に予定手術を受ける 48 名の患者（年齢 18-70 歳）を対象とした．前投薬は行わず，麻酔はオピオイドと鎮静薬を用いて導入し，維持は酸素-空気または酸素-亜酸化窒素にイソフルランを組み合わせた．術中，麻酔科医には BIS モニターの画面が見えないようにし，麻酔薬の投与量は，血圧や心拍数変化，体動の有無などで調節した．術中，患者にはヘッドホンから 6 文字の単語 60 種類を 70 分間聞かせた．麻酔薬や鎮痛薬の投与量は任意とし，単語を聞かせた時点の BIS 値を記録した．単語を聞かせた後 36 時間以内に単語記憶テストを行い，単語を思い出せるか（顕在性記憶），あるいは単語の最初の 3 文字を示すことで残り 3 文字を連想する確率が上がるか（潜在性記憶）を調べた．顕在性記憶は潜在性記憶の影響を受けることから，潜在性記憶の影響を排除するために過程分離手続き（process dissociation procedure）を用いた．単語記憶テストは，全身麻酔と手術を行わなかった 24 人のボランティアでも行った．

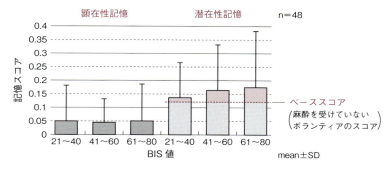

図　術中BIS値と潜在性記憶・顕在性記憶の関係
[本論文より改変引用]

■結果

　術中に単語を聞かせている最中のBIS値を21-40，41-60，61-80で3群に分類すると，顕在性記憶はBIS値80以下でほとんど抑制された．しかし，潜在性記憶はBIS値が上がると増え，BIS値40以下に維持しないと抑制できないことが分かった（図）．

コメント

　本論文は，BIS値が80より小さければ顕在性記憶は抑制されるが，潜在性記憶はBIS値が41-60でも発生し，40以下になって初めて抑制できることを示している．本研究の結果は，イソフルランは臨床濃度では顕在性記憶の抑制作用は強いが，潜在性記憶の抑制作用は弱いことを示している．吸入麻酔薬は濃度を上げると，記憶→意識→体動の順で脳を抑制するため，低濃度の麻酔薬が意識を抑制できなくても記憶の抑制によって，"術中は意識がなかった"と患者が答えることはありうる．実際，抜管直後に患者と話ができたのに，病室で目が覚めたと述べる患者は多いが，これは意識が回復した時点でも残存麻酔薬により顕在性記憶が抑制されることを示している．術中の潜在性記憶は術後の不安や抑うつの原因になりうるとの意見もあり，顕在性記憶の抑制と同様に潜在性記憶の抑制も重要であると考えられる．

●参考文献

1) Russell TF. The ability of bispectral index to detect intra-operative wakefulness during isoflurane/air anaesthesia, compared with the isolated forearm technique. Br J Anaesth 2013；68：1010-20.
2) Levinson BW. Status of awareness during general anaesthesia : preliminary communication. Br J Anaesth 1965；37：544-6.
3) 坪川恒久．バランス麻酔のバランスをとりなおそう．臨床麻酔 2016；40：429.

Preferential inhibition of frontal-to-parietal feedback connectivity is a neurophysiologic correlate of anesthesia in surgical patients

Ku SW, et al. PLoS One 2011 ; 6 : e25155

脳波を使って計測した前頭葉と頭頂葉間の接続（connectivity）変化により，麻酔薬による意識消失をとらえることができる

上山　博史

■背景

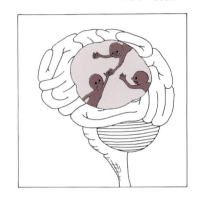

　臨床麻酔レベル，例えばセボフルラン 0.5-2.0% では脳波の振幅と周波数が大きく変化するため，脳波によって鎮静度の変化を容易にとらえることができるが，これより浅い鎮静レベルの脳波は覚醒時の脳波と差が小さく，現在の解析方法では鎮静度の違いをとらえにくい．今後，術中覚醒を防止するためには意識の有無を識別するモニタリングが必要であるが，現在でも意識に特有の脳波変化は不明である．近年，意識は脳の特定の部分が生み出すのではなく，脳のさまざまな部分，例えば視床皮質路，皮質皮質路，あるいは覚醒・睡眠系が連携してネットワークを作ることにより生み出されると考えられている．本研究では，脳波によってこれらの部位の情報伝達量の多さによる接続（connectivity）を評価することにより，意識の有無をモニターすることが可能かどうかについて検討した．

■方法

　対象は 18 名の全身麻酔下に手術を受ける患者とした．8 チャンネルの脳波を用い，前頭葉と頭頂葉の接続を評価するために，各チャンネル間の情報伝達量を feedforward（正方向）と feedback（逆方向）に分け，移動エントロピー（transfer entropy：TE）を用いて測定した．測定は覚醒時，プロポフォールまたはセボフルランによる意識消失時，麻酔維持中，回復中および覚醒時に行った．

■結果

　覚醒時は feedforward より feedback の情報伝達量が多いが，プロポフォールやセボフルラン投与による意識消失によって feedforward と feedback の情報伝達量は低下し，意識消失時に両者の情報伝達量は同じになった．しかし，覚醒すると再び feedback の情報伝達が feedforward より多くなった．

コメント

　視床皮質路や皮質皮質路の情報伝達は一方通行ではなく，feedforward と feedback の双方向性である．植物状態の患者では，前頭葉と頭頂葉の接続において，feedforward は維持されるが feedback の情報伝達が障害されていることから，意識が正常な状態では feedback の情報伝達量が多いと考えられている．本研究では，麻酔薬により意識が低下すると feedback の情報伝達が低下することから，このような変化をとらえることにより，意識の有無を判別できる可能性が示唆された．

　現在の BIS モニターをはじめとする麻酔用脳波モニターで用いられている計算手法は，プロポフォールやセボフルラン，デスフルランなどの $GABA_A$ 受容体に作用する麻酔薬の鎮静度しかとらえることができない．これは，これらの機器で使われる計算方法が，$GABA_A$ 受容体に作用する麻酔薬の脳波変化にしか対応していないことによる．しかし，脳波による前頭葉と頭頂葉の情報伝達量を指標とするモニタリングでは，ケタミンのような NMDA 受容体に作用する麻酔薬においても，本研究で示した $GABA_A$ 受容体に作用する麻酔薬と同様の情報伝達量の変化を来すことが分かっている[1]．これは皮質皮質路の接続を用いた方法が，臨床で用いる多くの麻酔薬で使用可能な意識のモニターとなる可能性を示している．今後，意識に関する知見が集積し，理解が深まれば，脳波は麻酔中の意識をとらえるモニターとして発展する可能性がある．

●参考文献

1) Lee U, et al. Disruption of frontal-parietal communication by ketamine, propofol, and sevoflurane. Anesthesiology 2013 ; 118 : 1264-75.

3 静脈麻酔

On-line monitoring of end-tidal propofol concentration in anesthetized patients
Takita A, et al. Anesthesiology 2007 ; 106 : 659-64

プロポフォールの呼気終末濃度を測定することで，血中濃度のリアルタイムモニタリングができる

新山　幸俊

■背景

プロポフォールを用いた全静脈麻酔(total intra-venous anesthesia：TIVA)は現在の麻酔管理における主流であるが，プロポフォールの血中濃度をリアルタイムでモニタリングすることは困難である．これは臨床上，プロポフォールの呼気終末濃度を測定し，血中濃度との関係を検証した，初めての報告である．

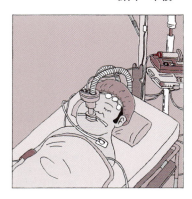

■呼気プロポフォールの測定法

プロポフォールはフェノール基を有しているため揮発し，呼気から排出されるが，沸点が高く(256℃)，常温で揮発するのはきわめて微量であるため，測定は困難であった．プロトン移動反応質量分析装置(proton transfer reaction mass spectrometer：PTR-MS)は標的とする揮発性有機化合物にヒドロニウムイオン(H_3O^+)のH^+を付加(プロトン移動反応)してイオン化することで，高感度に検出することが可能であり，静脈内投与されたプロポフォールの呼気終末濃度を測定できる．

■方法

1. **研究①：持続投与の検討**　ASA分類Ⅰ・Ⅱの予定手術患者11名を対象とし，2 μg/kgのプロポフォールを投与後，筋弛緩を得て気管挿管した．調節呼吸下にPTR-MSを用いて呼気中のプロポフォール測定を開始した後，プロポフォールの投与速度を3，6，9 mg/kg/hrと，1時間おきに上昇させるステップアップ方式を用いて持続投与した．投与速度の変更直前に採血し，高速液体クロマトグラフィを用いて，プロポフォール血中濃度を測定し，呼気終末濃度と比較した．
2. **研究②：ボーラス投与の検討**　ASA分類Ⅰ・Ⅱの予定手術患者8名を対象とし，0.1 mg/kgのミダゾラムと2 μg/kgのフェンタニルを投与後，筋弛緩を得て気管挿管した．調節呼吸下にPTR-MSを用いて呼気中のプロポフォール測定を開始した後，

2 mg/kg のプロポフォールをボーラス投与し，投与後 30 分間の呼気終末濃度の推移を記録した．

いずれの研究でも bispectral index (BIS) を用いて鎮静度を評価し，BIS 値が 70 となった時点で 0.05 mg/kg ずつミダゾラムを追加した．

■結果

1. **研究①**　呼気終末濃度と血中濃度との単回帰直線は呼気濃度＝1.01×血中濃度＋0.71 で高い相関を示した．また，その差は，偏り±精度 5.2±10.4 で 95％信頼区間 −25.6 − −15.1 であった．
2. **研究②**　ボーラス投与後，呼気からプロポフォールが測定できるまでの時間は，投与後 41.8±8.0 秒，ピークは投与後 333.8±70.0 秒であった．

コメント

現在では標的濃度調節投与（target-controlled infusion：TCI）システムの普及により，安定したプロポフォールの血中濃度を維持できる．しかし，その血中濃度や効果部位濃度はあくまでも計算上のものである．わが国で最も普及している TCI ポンプに搭載されている Marsh の薬物動態モデル[1]では，入眠時の実測血中濃度は設定濃度や組織の分布容量によりばらつきが生じる．また，維持中は循環動態，肝機能による代謝，長時間持続投与した場合の半減期（context-sensitive half-time）の延長などが原因で予測血中濃度と実測血中濃度が乖離する[2]．

ベッドサイドで血中濃度を測定する機器も発売されてはいるが，血液採取が必要で侵襲的であること，測定ポイントでの濃度しか確認できず，連続的なリアルタイムでの測定ができないことなどの問題が残る．

呼気終末濃度を測定する本法は，吸入麻酔薬と同様に非侵襲で，リアルタイムに近い連続的なモニタリングが可能である．また，ボーラス投与された場合にもタイムラグはあるものの，追随することが証明されたため，マスク換気が有効に行えている前提であれば，入眠時の血中濃度を推定することも可能となり，覚醒の目安となりうる．さらに設定濃度と血中濃度との乖離を踏まえて投与量を調整することで，過量投与を防ぎ，よりきめ細かい麻酔管理ができる可能性がある．ただし，プロポフォールの血中濃度が把握できても感受性には個人差があるため，BIS などの鎮静モニターは今後も必須であろう．

●参考文献

1) Marsh B, et al. Pharmacokinetic model driven infusion of propofol in children. Br J Anaesth 1991；67：41-8.
2) Hughes MA, et al. Context-sensitive half-time in multicompartment pharmacokinetic models for intravenous anesthetic drugs. Anesthesiology 1992；76：334-41.

Analgesic and antihyperalgesic properties of propofol in a human pain model
Bandschapp O, et al. Anesthesiology 2010 ; 113 : 421-8

プロポフォールには鎮痛および痛覚過敏抑制作用がある

新山　幸俊

■背景

これまでプロポフォールには鎮痛作用はないというのが一般的な見解であった．しかし近年，プロポフォールで管理した症例では吸入麻酔薬で管理した症例と比較して術後痛が軽減されたり，オピオイドの必要量が低下したりすることが報告されており，プロポフォールが痛覚の調節作用を有する可能性が示唆されている．これはヒトを対象とした電気刺激による痛みモデルにおいて，プロポフォールに鎮痛および痛覚過敏抑制効果があることを示した最初の報告である．

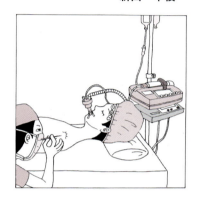

■方法

本研究は前向きランダム化二重盲検プラセボ対照クロスオーバー試験である．本研究では電気刺激痛みモデルを用いた．電気刺激はC線維を介して痛みと二次的な痛覚過敏を呈する．20-35歳の健康なボランティア14名を対象とし，2週間ずつあけてプロポフォール，10％脂肪製剤および生理食塩水の3つの薬剤を対象者に投与した．対象者の前腕の皮内に2本の細いステンレスのワイヤーを平行に留置して電気刺激を加えた．電気刺激開始後30分の時点から，それぞれの薬剤を電気刺激されている側の腕より45分間持続投与した．プロポフォール，10％脂肪製剤については標的濃度調節投与（target-controlled infusion：TCI）システムを用いて2μg/mlで投与した．痛みスコアを5分おきに，フォンフライを用いた痛覚過敏領域を20分おきに測定し，電気刺激開始から180分で研究を終了した．

■結果

14名すべてが鎮静状態となり，1名がプロポフォール投与時に深鎮静となったため，投与速度を1.5μg/mlに減量した．

痛みスコアは，プロポフォール投与群で投与前よりも有意に低下し（P = 0.02），その

変化率は38±28％であった．ほかの薬剤では痛みスコアの有意な低下は認められなかった．痛覚過敏領域〔値は中央値（四分位範囲）〕はプロポフォール群で24.09（8.69-35.44）cm^2，10％脂肪製剤群で68.74（41.87-80.11）cm^2，生食群で63.34（39.56-84.92）cm^2 で，プロポフォール群ではほかの薬剤と比較して痛覚過敏領域が有意に小さかった（$P < 0.01$）．

このプロポフォールの鎮痛効果は投与中止後すぐに消失した．そして，回帰曲線から導かれた鎮痛効果を示すプロポフォールの half-maximum effect site concentration（EC_{50}）は3.19±0.37 μg/mlであった．

コメント

本研究では，鎮静が得られるレベルのプロポフォール投与により短時間持続する鎮痛効果が得られることで，痛覚過敏の抑制が示された．しかしながら，この結果は電気刺激モデルに限定されている．今後，さらに別の侵襲に対しても検証すべきであるが，健常者を対象に行うのには限界があるかもしれない．

また，本研究では鎮痛機序について言及されていない．本章で紹介する次の論文では，プロポフォールは末梢組織のTRPA1受容体を介して侵害刺激を誘発させることが示されている[1]．また，Singlerら[2]はプロポフォールによる全身麻酔で管理した症例ではオピオイドに由来する痛覚過敏を軽減したが，二次性の痛覚過敏の領域は拡大したと報告している．本研究で得られた知見とこれらの論文との間に矛盾のないメカニズムが検証されるかどうか，今後の研究成果が待たれる．

プロポフォールに鎮痛効果が示されたといっても，今回の侵襲は電気刺激という比較的軽微なものであり，単独で手術麻酔を維持することは困難である．低侵襲の処置や検査では有用な可能性はあり，実際，近年，内科の内視鏡検査ではプロポフォールが使用されるようになっている．しかし，プロポフォールには呼吸・循環抑制などの副作用がある．検査中の鎮静はモニタリングが不十分で副作用の発見が遅れやすいため，鎮痛効果を期待して安易にプロポフォールを増量することは避けるべきであろう．

●参考文献

1) Matta JA, et al. General anesthetics activate a nociceptive ion channel to enhance pain and inflammation. Proc Natl Acad Sci USA 2008 ; 105 : 8784-9.
2) Singler B, et al. Modulation of remifentanil-induced postinfusion hyperalgesia by propofol. Anesth Analg 2007 ; 104 : 1397-403.

General anesthetics activate a nociceptive ion channel to enhance pain and inflammation

Matta JA, et al. Proc Natl Acad Sci USA 2008 ; 105 : 8784-9

プロポフォール投与時の血管痛の発生機序には TRPA1 受容体が関与している

新山　幸俊

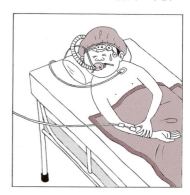

■背景

　プロポフォール投与時の血管痛は高い頻度で生じる副作用であるが，分子レベルでの発生機序は明らかにされていない．これは，プロポフォール投与時の血管痛の発生機序に末梢組織における transient receptor potential ankyrin 1 (TRPA1) 受容体が関与していることを初めて証明した論文である．

■ TRPA1 受容体とは

　transient receptor potential (TRP) チャネルは，さまざまな物理的刺激や化学物質などで活性化し，感覚の伝達・発現に重要な役割を示すポリモーダル侵害受容体である．TRPA1 は TRP ファミリーの一つで，感覚神経に存在し，17℃以下の冷刺激やマスタードオイルによる熱刺激などで活性化して痛みの発現に関与するため，注目されている．

■方法

　電気生理学的解析として，ラットから採取した HEK 293F 細胞およびマウスから採取した後根神経節（DRG）を用いたパッチクランプ法を行った．また，行動学的解析として，野生型および TRPA1 遺伝子欠損（null）マウスの鼻の上皮に，30 μl の溶媒または 50% プロポフォールを投与した際の逃避行動を検討した．さらに，野生型および TRPA1 null マウスの大腿動脈にカニュレーションして血管痛モデルマウスを作製し，30 μl の溶媒またはプロポフォールを投与した際の屈筋反射反応を検討した．

■結果

　100 μM のプロポフォールはラット由来の HEK 293F 細胞の TRPA1 を活性化させた．また，マウスの DRG において，プロポフォールは TRPA1 のアゴニストである AITC と同等の脱分極作用を示し，その効果は TRPA1 のアンタゴニストである樟脳によりほぼ完全に拮抗された．行動学的解析において，溶媒を野生型マウスの鼻上皮に投与し

ても逃避行動反応を示さなかったが，プロポフォールに対しては強い逃避行動を認めた．しかし，TRPA1 null マウスでは溶媒だけでなくプロポフォールを投与しても逃避行動はほとんど認められなかった．また，血管痛モデルにおいても，溶媒を野生型マウスの大腿動脈に投与しても屈筋反射反応を示さなかったが，プロポフォールの投与後には強い屈筋反射反応を認めた．一方，TRPA1 null マウスでは，どちらも反応を認めなかった．

コメント

　プロポフォール投与時の血管痛は，"眠るときに腕がちぎれそうだった"という患者もいるほどその痛みは強い．リドカインの先行投与などさまざまな工夫が行われてきたが，いまだ十分な対策は確立していない．本論文によりプロポフォールが血管壁に存在する TRPA1 受容体を活性化させることで痛みを生じるという分子レベルでの機序が明らかにされた．今後，TRPA1 受容体の選択的拮抗薬が発売されれば，その先行投与で血管痛を抑えられる可能性がある．また，プロポフォールのプロドラッグであるフォスプロポフォールは TRPA1 を活性化させず，血管痛を生じさせない[1]．本剤はプロポフォールと同等の麻酔作用を有するため，臨床応用されれば血管痛を生じることなく，これまでどおりの麻酔管理が可能となるかもしれない．

　また，本論文において著者らは，ほかの全身麻酔薬についても検証しており，吸入麻酔薬も末梢組織の TRPA1 を介して侵害刺激を与えることを示している．本来であれば中枢神経に作用して生体を保護するはずの全身麻酔薬が痛み刺激を生体に与えることが示された点においても本論文は画期的である．

　吸入麻酔薬が生体に与える刺激はデスフルラン＞イソフルラン＞セボフルランの順に強い．近年，わが国でも普及しているデスフルランには頻脈などの交感神経刺激症状が認められるが，これは気管に存在する TRPA1 を介した侵害刺激によるものかもしれない．また，本論文では TRPA1 受容体が活性化された状態で刺激性の高い吸入麻酔薬を投与すると，神経原性の炎症がより強く認められることも示している．手術などの外科的侵襲はブラジキニンなどを介して TRPA1 を活性化させることが知られており[2]，そこに刺激性の強い吸入麻酔薬が投与されると末梢神経終末からの神経ペプチドが増加し，より強い神経原性の炎症を惹起する可能性がある．このことは，昨今報告されている静脈麻酔薬による術後の良好なアウトカムを説明できる一つの仮説となるかもしれない．

●参考文献

1) Patwardhan A, et al. Receptor specificity defines algogenic properties of propofol and fospropofol. Anesth Analg 2012 ; 115 : 837-40.
2) Bautista DM, et al. TRPA1 mediates the inflammatory actions of environmental irritants and proalgesic agents. Cell 2006 ; 124 : 1269-82.

Response of bispectral index to neuromuscular block in awake volunteers
Schuller PJ, et al. Br J Anaesth 2015；115（Suppl 1）：i95-103

筋弛緩薬は BIS 値を低下させる

新山　幸俊

■背景

　bispectral index（BIS）値は全身麻酔中の鎮静の指標として広く普及している．BIS 値が筋電図（electromyogram：EMG）の混入によって影響されることはよく知られているが，筋弛緩薬によって筋収縮がなくなった状態でも EMG の影響を受ける可能性があることが指摘されている．著者らは覚醒状態の対象者に筋弛緩薬を投与して BIS 値の変化を解析した．

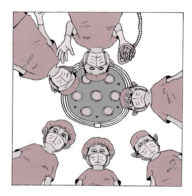

■方法

　ASA 分類Ⅰ・Ⅱの成人ボランティアを対象とした．前額部に 2 つのバージョンの BIS モニター（A-2000™，VISTA™）および 22 誘導の脳波計（electroencephalogram：EEG）を装着した．覚醒している状態で閉眼させて 3 分間の EEG の対照値を測定した後，右上肢に装着したターニケットを 300 mmHg で駆血し，左上肢に確保した静脈路から筋弛緩薬（スキサメトニウム 1.5 mg/kg またはロクロニウム 0.7 mg/kg）を静注した．筋弛緩作用発現後はフェイスマスクを用いてマスク換気により 1 回換気量 7-10 ml/kg，呼気二酸化炭素 35 mmHg という条件で呼吸を維持した．

　BIS 値，BIS-EMG，signal quality index（SQI）を 1 秒間隔で記録した．また，駆血により筋弛緩効果が得られていない手を使って，あらかじめ決められたシグナルを伝えることで意識状態，呼吸保持についての希望，苦痛の有無などの意思疎通を図り，さらに 2 分ごとに簡単な計算問題と記憶問題を 1 つずつ出題して回答させた（isolated forearm technique）．結果は中央値（四分位範囲）または最小値で示した．

■結果

1. スキサメトニウム投与（n = 12）　線維束収縮から 15 秒以内に BIS 値は 81（79-84）まで低下した．BIS の最小値は A-2000 で 44，VISTA で 47 だった．また，それぞれ 5 症例，7 症例の BIS 値が 60 以下まで低下した．筋収縮の回復に伴い，BIS 値

は筋弛緩薬投与前のレベルに回復した.

2. **ロクロニウム投与(n = 12)**　筋弛緩が得られた時点でBIS値は75-85に低下した. BIS値が60以下まで低下したのはA-2000で9症例, VISTAで3症例であった. スガマデクス投与後, A-2000では86秒後, VISTAでは70秒後にBIS値は90以上を示した.

3. **認知機能, EEG, BIS-EMG, SQIの変化**　すべての患者で意識が保たれ, 計算問題は96%, 記憶問題は94%の確率で正解し, EEGの形状は研究期間を通して覚醒時と変わらなかった. また, 筋弛緩作用が得られている間, EMGは低下したが, SQIは上昇した.

コメント

　本章のテーマは"静脈麻酔"であるため, "筋弛緩薬がBIS値を低下させる"というこの内容は変則的ではあるが, インパクトが大きかったため紹介する. 覚醒状態の対象者に筋弛緩薬を投与することでBIS値が低下するという事象には2003年に1つだけ先行研究がある[1]. しかし対象者が3名と少ないうえに低下する原因については十分に言及されていない. 本論文で著者らは, この原因をBIS値算出のアルゴリズム, 特にEMGにあると推定している. BIS値算出のアルゴリズムのすべては公表されていないが, 鎮静薬であるイソフルラン, プロポフォール, ミダゾラムで鎮静された患者に対して多重回帰分析した脳波のデータベースが用いられており, 筋弛緩薬を投与された患者の脳波は加味されていない[2]. 周波数が20 Hz以上のEMGは電気活動がEEGの6-100倍強いために, BISモニターが誤って脳波と認識している可能性がある. そう考えれば, 筋弛緩薬が投与されてEMGが消失することによって, 見かけ上の脳波が減弱することでBIS値の低下を説明できる. 本研究の結果はBISモニターで患者が覚醒していることを示すためにはEMGを必要とするともいえる. 臨床では, スガマデクス拮抗とともにBIS値が急激に90台に上昇することを経験することがあるが, もしかしたら, この現象はBISモニターが"覚醒"を認識するには筋収縮のデータが必要であるために, 認められるものなのかもしれない.

　本論文は, 鎮静が不十分な状態でも筋弛緩が十分に得られていればBIS値は良好な鎮静状態とされる60以下に低下し, 術中覚醒を来す可能性があることを示した. BISモニターを用いて管理する場合には, これまで言われているとおりBIS値だけでなく, 実際の脳波の波形を十分に確認し, そのほかのバイタルサインの変化を加味しながら麻酔管理すべきであろう.

●参考文献

1) Messner M, et al. The bispectral index declines during neuromuscular block in fully awake persons. Anesth Analg 2003 ; 97 : 488-91.
2) Johansen JW, et al. Development and clinical application of electroencephalographic bispectrum monitoring. Anesthesiology 2000 ; 93 : 1336-44.

Dexmedetomidine improves early postoperative cognitive dysfunction in aged mice

Qian XL, et al. Eur J Pharmacol 2015 ; 746 : 206-12

デクスメデトミジンは老齢マウスにおける術後認知機能障害を予防する

新山　幸俊

■背景

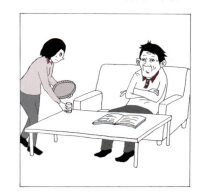

　高齢者の手術合併症として，記憶や認知機能が低下する術後認知機能障害（postoperative cognitive dysfunction：POCD）が問題となっている．POCDは手術や全身麻酔薬による神経炎症により惹起される脳細胞のアポトーシスが原因と考えられているが，その対策は確立されていない．α_2受容体作動薬であるデクスメデトミジン（dexmedetomidine：DEX）には鎮静作用だけでなく，脳保護作用があることが示唆されている．著者らは老齢マウスを用いてDEXによるPOCD予防効果を検証した．

■方法

　生後20-22カ月の老齢マウスを用い，イソフルランの全身麻酔の侵襲を与えた麻酔群，全身麻酔に加えて脾摘出という侵襲を与えた手術群，何の侵襲も与えなかった対照群の3群で検討した．麻酔中は気管挿管下に人工呼吸を行い，全身麻酔の呼吸抑制による低酸素の可能性を除外した．麻酔群では麻酔中，手術群では全身麻酔下，手術30分前に15または25μg/kgのDEXを腹腔内に1回投与した．行動学的解析として，術後1，3日目にY迷路試験を行い，海馬に由来するマウスの空間認識能を評価した．また，分子生物学的解析として，術後1，3日目に海馬における炎症性マーカーIL-1β，TNF-αおよび細胞のアポトーシスに関与するカスパーゼ3の発現量を測定した．

■結果

　麻酔群では術後1日目に，手術群では術後1および3日目に，対照群と比較して有意に空間認識能が低下した（P＜0.05）．また，麻酔群では15，25μg/kgのDEX投与が空間認識能を有意に改善した．手術群では，術後1日目ではどちらの投与量でも，術後3日目では25μg/kgのDEX投与のみが空間認識能を有意に改善させた（すべてP

< 0.05）．海馬における IL-1β，TNF-α の発現量は対照群と比較して，麻酔群では有意な変化が認められなかったが，手術群では有意に増加した．15，25 μg/kg の DEX 投与によって発現量は用量依存的に有意に低下した．また，海馬におけるカスパーゼ 3 の発現量は全身麻酔の侵襲だけでも対照群と比較して有意に増加したが，その増加は手術侵襲が加わることでさらに顕著となった（それぞれ $P < 0.05$，$P < 0.01$）．また，15，25 μg/kg の DEX 投与は有意にその発現量を低下させた（$P < 0.05$，$P < 0.01$）．

コメント

　わが国では高齢化の進行と，近年の麻酔薬や周術期管理の進歩もあり，高齢者が手術を受ける機会は増加している．高齢者の POCD は手術直後から数日または数カ月の単位で認められ，退院後の ADL の低下だけでなく，術後死亡率も上昇させる．Lawrence ら[1]は，腹部手術を受けた 60 歳以上の高齢患者で，術後 6 カ月で身体的活動能力や認知機能が術前のレベルに戻ったのは 20% 以下であったと報告している．

　本研究では全身麻酔下に手術を施行する際に DEX を先行投与することで，炎症およびアポトーシスを抑制し，POCD を減少させることを動物実験レベルで証明してみせた．DEX は従来用いられていた全身麻酔薬とは全く別の機序を持つ鎮静薬であり，橋の背外側部にある青斑核に存在する中枢性 $α_2$ 受容体に作用して鎮静効果を得る．また，DEX は鎮静作用だけでなく，全身に広く分布している $α_2$ 受容体を刺激することで，鎮痛作用を得るとともに，手術侵襲など侵害刺激による交感神経の亢進を抑制する．実際の臨床では DEX 単独で手術中の麻酔を維持することは困難かもしれないが，DEX を併用することでほかの全身麻酔薬の必要量を減少させることができるため，さらなる POCD 予防効果が期待できる．高齢者の手術中に DEX を投与することで POCD 予防効果を得たとする臨床研究も散見されるが，その効果は短期記憶に限定されており，長期間フォローした報告はまだ存在しない．

　現在，わが国において DEX は局所麻酔時の鎮静としての保険適用があり，手術室に常備されている施設も少なくない．われわれはこの薬剤をいつでも使用できる環境にある．ただし，残念なことに DEX は現時点では全身麻酔には適用がないため，全身麻酔症例では使用することができない．新しい薬剤を開発することも重要であるが，従来使い慣れた薬剤を別の領域に用いることによって，簡便に大きな結果が得られる可能性がある．研究結果が蓄積されて保険適用となり，全身麻酔時にも使用可能となる日が待たれる．

● 参考文献
1) Lawrence VA, et al. Functional independence after major abdominal surgery in the elderly. J Am Coll Surg 2004 ; 199 : 762-72.

4 筋弛緩薬

Effects of neostigmine reversal of nondepolarizing neuromuscular blocking agents on postoperative respiratory outcomes : A prospective study
Sasaki N, et al. Anesthesiology 2014 ; 121 : 959-68

非脱分極性筋弛緩薬に対するネオスチグミンの拮抗は，酸素化を改善せず，術後無気肺の発生を増加させる

北島 治

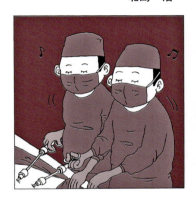

■背景
著者らは，ネオスチグミンによる筋弛緩薬の拮抗が術後の呼吸器合併症の発生を減少させるのではないかという仮説を立て，検証した．

■方法
3,000人の手術患者を対象に前向き観察盲検研究を行った．術中の筋弛緩薬とネオスグミンの使用状況および麻酔回復室入室時の四連反応比（train-of-four ratio：TOF比）と吸入酸素濃度に対する経皮的酸素飽和度の比（S/F）を記録した．主評価項目として麻酔回復室入室時のS/F，副評価項目として術後無気肺の発生率と術後在院日数を検討した．ネオスチグミン60μg/kg以上の投与を"高用量"とし，筋弛緩モニタリングを行わずに，ネオスチグミン投与した症例は"不適切な使用"と定義した．

■結果
ネオスチグミンによる筋弛緩薬の拮抗は麻酔回復室入室時のS/Fを改善せず，術後無気肺の発生率を増加させた．また，高用量のネオスチグミン投与は麻酔回復室からの退出までの時間と術後在院日数を延長させた．不適切なネオスチグミンの使用は，肺水腫の発生と再挿管の独立予測因子であった．

■結語
ネオスチグミンによる筋弛緩薬の拮抗は酸素化能には影響を与えなかったが，無気肺の発生率を増加させた．高用量のネオスチグミン投与や不適切なネオスチグミンの使用は，術後の呼吸器合併症を増加させる可能性がある．

コメント
わが国ではスガマデクスの発売により，ほとんど使用されなくなったネオスチグミン

であるが,欧米では非脱分極性筋弛緩薬の拮抗薬としていまだに広く用いられている.成人における一般的なネオスチグミンの投与量について,日本麻酔科学会発行の"麻酔薬および麻酔関連薬使用ガイドライン第3版"には,"ネオスチグミン1-2 mg(0.02-0.06 mg/kg)最高5 mgをアトロピン硫酸塩0.5-1 mg(0.01-0.02 mg/kg)とともに(ネオスチグミン:アトロピン=2:1)緩徐に(2-3分かけて)静注する.5分後に呼吸抑制がまだ認められる場合は追加投与する.ただし,成人でネオスチグミン5 mgを超えて投与しないこと"と記載されている.抗コリンエステラーゼ薬であるネオスチグミンは神経筋接合部内でアセチルコリンエステラーゼに結合し,アセチルコリンの代謝を阻害することにより,その量的優位性を保ち,非脱分極性筋弛緩薬のアセチルコリン受容体への結合に競合する.そのため,使用法を誤れば,アセチルコリン受容体において過剰なアセチルコリンの曝露を受けることで,逆に脱感作性遮断が生じてしまう危険性がある.残存筋弛緩状態とは母指内転筋におけるTOF比0.9以下と定義されている.この条件下では横隔膜の機能は十分に回復しているが,上気道を拡大する筋群(外舌筋,舌骨上筋,咽頭筋群)は筋弛緩薬に対して感受性が高く,まだ十分に回復していない可能性がある.したがって,上気道塞により十分な吸気が得られず,低酸素血症,高二酸化炭素を引き起こす可能性がある.Murphyら[1]は185症例を対象に,筋弛緩モニターを用いた客観的モニタリング群と頭部挙上などの主観的モニタリング群の2群に割り付けて残存筋弛緩の発生率を検討した.その結果,客観的モニタリングを用いた群では残存筋弛緩を軽減させた.また,彼らは手術室から回復室までの移動中に低酸素血症(Sp_{O_2} 90%以下)が認められたかどうかも検討している.主観的モニタリングでは21.1%に低酸素血症を認めたのに対して,客観的モニタリングでは認められず,本研究と同等の結果が得られている.

ネオスチグミンはその作用機序から副交感神経節後線維を刺激してムスカリン様作用を引き起こす.ムスカリン様作用を防止するためにアトロピンを併用するが,完全に防止することは不可能である.本論文ではネオスチグミン使用により無気肺の発生率が増加していると報告しているが,その原因はムスカリン様作用による分泌液増加であると考えられる.また高用量のネオスチグミン投与では肺水腫を引き起こし,在院日数も延長させた.残存筋弛緩による術後の呼吸器合併症は認知されてきているが,ネオスチグミン投与でも呼吸器合併症が引き起こされる可能性があることを再認識する必要がある.

● 参考文献
1) Murphy GS, et al. Intraoperative acceleromyographic monitoring reduces the risk of residual neuromuscular blockade and adverse respiratory events in the postanesthesia care unit. Anesthesiology 2008;109:389-98.

Evaluation of surgical conditions during laparoscopic surgery in patients with moderate vs deep neuromuscular block
Martini CH, et al. Br J Anaesth 2014 ; 112 : 498−505

後腹膜腹腔鏡手術において深い筋弛緩状態は，外科医に手術をやりやすくさせている

北島 治

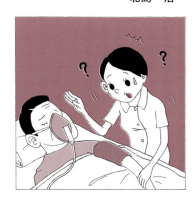

■背景
　筋弛緩薬のルーチン投与は，良好な術野（手術視野，ワーキングスペースの確保など）を術者に提供する．特に後腹膜腹腔鏡などの一部の外科手術において，深い筋弛緩状態は，中等度の筋弛緩状態に比べて，術野を改善する可能性がある．著者らは，深い筋弛緩状態が術野に及ぼす影響を評価した．

■方法
　待機的に前立腺切除術または腎摘出術を腹腔鏡手術で受ける 24 人の患者をアトラクリウム／ミバクリウム投与下で中等度の筋弛緩状態（TOF カウント 1-2）を維持した群，または，高用量ロクロニウムで深い筋弛緩状態〔post-tetanic count（PTC）1-2〕に維持した群の 2 群に無作為に振り分けた．手術終了後，中等度筋弛緩状態はネオスチグミンで，深い筋弛緩状態はスガマデクスで回復させた．全手術を通して，同じ外科医が手術を行い，術状態評価スケール（surgical rating scale：SRS）と呼ばれる，1（きわめて不良），2（不良），3（まあまあ），4（良好）から 5（最適状態）の 5 段階で手術状態の質をスコア化した．また，無作為に選んだ手術中の腹腔鏡下のビデオ画像を 12 人の麻酔科医が同様のスケールで評価した．

■結果
　SRS の平均値（標準偏差）は中等度筋弛緩状態で 4.0（0.4），深い筋弛緩状態では 4.7（0.4）であった（P ＜ 0.001）．中等度筋弛緩状態では，18％が SRS のスケール下位（スコア 1-3），深い筋弛緩状態では 99％がスケールの上位（スコア 4-5）であった．術中・術後の呼吸・循環動態は両グループ間に有意な差は認められなかった．また，麻酔科医と外科医の間で，ビデオ画像に対する評価は一致しなかった．

■ 結語

　SRSの結果では，後腹膜腹腔鏡下手術において，深い筋弛緩状態では中等度筋弛緩状態と比較して，術中・術後の呼吸・循環動態に影響することなく術野の質を改善することが示された．

■ コメント

　筋弛緩薬は，開腹外科的手術の良好な術野の確保には必須である．腹腔鏡下手術でも良好な手術視野，ワーキングスペースの確保のため，できるかぎり腹腔内容積を増大させる麻酔管理が外科医から要求される．そのため手術環境には筋弛緩程度が影響すると推定される．本研究では筋弛緩モニターを用いて客観的に中等度と深い筋弛緩状態を維持した条件下で，外科医が主観的に手術状態を評価した．

　本研究において，ビデオ映像を麻酔科医と外科医が評価している点は新規性が高い．用いられたビデオ映像は中等度筋弛緩状態か深い筋弛緩状態かは不明であるが，いずれにしても麻酔科医と比較して外科医の評価が厳しい結果となっていることは興味深い．ブタを用いた研究[1]であるが，筋弛緩薬投与群と非投与群において，それぞれで気腹圧を0，5，10，15 mmHgと変化させ，CTを用いて腹腔内容積を測定した．その結果，どちらの群でも気腹圧での容積の大きな変化は認められず，気腹により腹壁がストレッチされているものと結論づけている．しかし，Madsenら[2]は婦人科腹腔鏡手術14症例を対象に，非筋弛緩状態群と深い筋弛緩状態群(PTC1-2)に分け8 mmHgと12 mmHgの2つの気腹圧下で，トロカール挿入部位から仙骨岬角までの距離を測定している．その距離は気腹圧の違いにかかわらず，深い筋弛緩状態のほうがわずかに長く，腹腔内容積に換算した場合その差は大きくなると報告している．また，彼らは術野について外科医による主観的評価も行っているが，すべての症例で深い筋弛緩状態が最適と判断していた．深い筋弛緩状態では腹壁を貫通している鉗子が，力を入れなくてもスムーズに操作できることが外科医の高い評価の理由の一つと考えられる．

　本研究では腹腔鏡下前立腺切除術あるいは腎摘出術の全身麻酔時の筋弛緩状態は，母指内転筋モニタリングにおいてPTC 1-2の深い筋弛緩状態での維持が外科医の満足度が高かった．他の研究においても同様の結果が得られており，腹腔鏡手術では浅い筋弛緩状態よりも深い筋弛緩状態のほうが良好な術野が得られると考えられる．

● 参考文献
1) Volt J, et al. Optimizing working space in laparoscopy : CT-measurement of the effect of neuromuscular blockade and its reversal in a porcine model. Surg Endosc 2015 ; 29 : 2210-6.
2) Madsen MV, et al. Optimising abdominal space with deep neuromuscular blockade in gynaecologic laparoscopy — a randomised, blinded crossover study. Acta Anaesthesiol Scand 2015 ; 59 : 441-7.

Calabadion: A new agent to reverse the effects of benzylisoquinoline and steroidal neuromuscular-blocking agents

Hoffmann U, et al. Anesthesiology 2013；119：317-25

calabadion：筋弛緩薬に対する新たな拮抗薬

北島 治

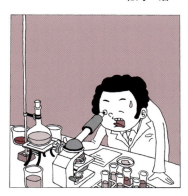

■背景

非環状構造を持つcucurbit[n]urilファミリーで分子コンテナであるcalabadion 1の，ベンジルイソキノリンおよびステロイド性筋弛緩薬に対する拮抗作用を評価した．

■方法

全身麻酔下に60匹のラットに気管切開を施行し，静脈ラインおよび観血的動脈ラインを留置した．ロクロニウム(3.5 mg/kg)またはシスアトラクリウム(0.6 mg/kg)を投与し，加速度感知型筋弛緩モニターを用いて，神経筋接合部の機能を定量的に評価した．calabadion 1は最大遮断時に投与したロクロニウム投与群に対して30，60，90 mg/kg，シスアトラクリウム投与群に対しては90，120，150 mg/kgを投与し，またネオスチグミン／グリコピロレート(0.06/0.012 mg/kg)とプラセボも各群で投与した．calabadion 1の腎排泄機能を ^{1}H NMR〔プロトン核磁気共鳴(proton-nuclear magnetic resonance)〕スペクトルを用いて測定した．また，心拍数，動脈血液ガス分析，観血的動脈圧も測定した．

■結果

ロクロニウム投与後，自発呼吸の再開までの時間とTOF比が0.9に回復するまでの時間はプラセボで12.3±1.1分と16.2±3.3分，ネオスチグミン／グリコピロレートでは5.2±2.2分と4.6±1.8分，calabadion 1(90 mg/kg)では15±8秒と84±33秒であった．また，シスアトラクリウム投与群では自発呼吸の再開までの時間とTOF比が0.9に回復するまでの時間は，プラセボで8.7±2.8分と9.9±1.7分，ネオスチグミン／グリコピロレートでは2.8±0.8分と7.6±2.1分，calabadion 1(150 mg/kg)では47±13秒と87±16秒であり，いずれの筋弛緩薬に対してもcalabadion 1がプラセボおよびネオスチグミン／グリコピロレートと比較して短時間で拮抗した(図)．calabadion 1は心拍数，平均動脈圧，pH，二酸化炭素分圧，および酸

素分圧に影響を与えなかった．静脈内投与されたcalabadion 1の90％以上が1時間以内に尿中に排泄された．

■**結語**

calabadion 1は迅速かつ完全にベンジルイソキノリンおよびステロイド性筋弛緩薬の効果を拮抗する新しい薬剤である．

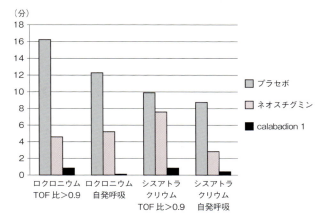

図 ロクロニウム，シスアトラクリウムによる筋弛緩状態からプラセボ，抗コリンエステラーゼ薬，calabadion 1投与後TOF比＞0.9に回復するまでの時間と自発呼吸が再開するまでの時間
[本論文より改変引用]

コメント

calabadion 1はcucurbiturilと呼ばれるカボチャ型分子化合物である．cucurbiturilという名称もグリコウリル（glycouril）という単位が複数結合して環状になり，カボチャ（学名 *Cucurbitaceae*）型の化合物を形成することに由来している．実際は筒状の分子構造であり，その内部に小さな化合物を取り込む性質を持っている．またcucurbit[n]urilにはn＝5，6，7，8，10が存在しており，calabadion 1はn＝7の構造物である．calabadion 1はスガマデクスと同様に筋弛緩薬をその構造体に包み込み，1：1の複合体を形成することで，拮抗している．しかし，calabadion 1はロクロニウムとシスアトラクリウム，つまりアミノステロイド系筋弛緩薬とベンジルイソキノリン系筋弛緩薬の両方に対して作用する．欧米など，この2種類の筋弛緩薬が使用できる地域では抗コリンエステラーゼなどと比較して格段に筋弛緩状態からの回復が早くなるため，患者の安全に寄与すると考えられる．また，循環動態や血液ガス分析にも問題がなく，1時間以内にその90％が尿中に排泄されるため，再挿管時の筋弛緩薬の投与も通常投与量で問題はなさそうである．以上より，アミノステロイド系筋弛緩薬とベンジルイソキノリン系筋弛緩薬の両方が使用できる地域では，通常の管理として，ロクロニウムで筋弛緩を得てスガマデクスで拮抗し，万が一再挿管が必要となった場合にはシスアトラクリウムで筋弛緩を得てcalabadion 1で拮抗するプランが望ましい．

Reversal of neuromuscular block with sugammadex : A comparison of the corrugator supercilii and adductor pollicis muscles in a randomized dose-response study
Yamamoto S, et al. Acta Anaesthesiol Scand 2015 ; 59 : 892-901

皺眉筋モニタリング下での中等度筋弛緩の完全な回復に必要なスガマデクス量は 4 mg/kg である

北島 治

■背景

　皺眉筋における神経筋モニタリングには課題がある．本研究の目的はロクロニウム投与下での，皺眉筋と母指内転筋におけるスガマデクスによる筋弛緩回復過程を評価することである．著者らは，母指内転筋に比べ皺眉筋では，TOF 比が 1 に回復するには高用量のスガマデクスが必要であるという仮説を立てた．

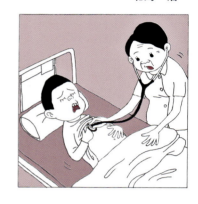

■方法

　20-60 歳の患者 40 人と 70 歳以上の患者 40 人を対象とした．麻酔導入後に，2 台の加速度感知型筋弛緩モニターを用い，一側の顔面神経と尺骨神経を刺激し，それぞれ皺眉筋と母指内転筋の反応を記録した．すべての患者でロクロニウム 1 mg/kg を投与した．皺眉筋において TOF 刺激に対する T1 がコントロールの 10%に回復した時点で，T1 値が 10%を維持するようにロクロニウムの持続投与を開始した．持続投与を終了した後にスガマデクス 2 mg/kg または 4 mg/kg を投与した．TOF 比が 1 に回復するまでの時間を両者で測定し，スガマデクス投与から 5 分経過しても TOF 比が 1 に回復しない場合はスガマデクスを同量追加投与した．

■結果

　皺眉筋での筋収縮反応の T1 値がコントロールの 10%に回復したとき，母指内転筋では PTC 5 以下を示す深い筋弛緩状態であった．スガマデクス 4 mg/kg を投与後，5 分以内に両筋とも完全回復した．また，母指内転筋において TOF 比が 1 まで回復した時間は 70 歳以上の群で 178(42.8)sec，40-60 歳の群で 120(9.4)sec と，70 歳以上の群が有意に遅かった〔平均(SD)，$P < 0.0001$〕．

　また，スガマデクス 2 mg/kg が投与された場合，皺眉筋では全症例が完全回復したが，母指内転筋では 40-60 歳の群で 10 人，70 歳以上の群で 8 人が完全回復には至らず，スガマデクスの追加投与が必要であった（$P < 0.05$ vs スガマデクス 4 mg/kg）．

■結語

　皺眉筋におけるモニタリング下では中等度の筋弛緩を完全回復させるために 4 mg/kg のスガマデクスが必要である.

■コメント

　ロクロニウムを含む非脱分極性筋弛緩薬は, 筋の種類により感受性が異なることが知られている[1](図). 皺眉筋は筋弛緩反応の過程が喉頭, 横隔膜に似ているとされ, 気管挿管のタイミングや深い筋弛緩状態の維持の評価に適する筋である. 一方, 母指内転筋は筋弛緩の発現が遅く, 筋弛緩状態からの回復も遅いため, 筋弛緩状態からの十分な回復を評価するのに適している. 皺眉筋で TOF 比 1.0 に完全回復していても, 筋弛緩薬に対する感受性が高い他の筋群(母指内転筋や咽頭筋などの上気道の筋群)はまだ筋弛緩が残存して

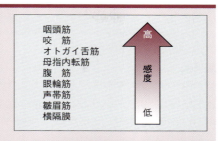

図　筋群の筋弛緩薬に対する特異的感受性
横隔膜が最も低感受性, 咽頭筋が最も高感受性を示す.

[Fuchs-Buder T. 臨床麻酔と研究における筋弛緩モニタリング, 鈴木孝浩訳. 東京:真興交易(株)医書出版部; 2013. p.30 より改変引用]

いる可能性があるため, 上気道閉塞などの術後残存筋弛緩が発生する危険性がある. 本研究では同一患者での皺眉筋と母指内転筋の反応が比較されており, 皺眉筋モニタリングで T1 値をコントロールの 10% に維持すれば, 深い筋弛緩状態を維持でき, 不意な体動やバッキングを予防できるとしている. また, 手術終了時にはスガマデクス 4 mg/kg の投与で母指内転筋でも完全回復が認められるため, 残存筋弛緩の可能性はきわめて低い. 20-60 歳と 70 歳以上の群の比較ではスガマデクスの必要量は同等であったが, 回復時間は高齢者の群で延長していた. その理由として, 高齢者では心拍出量や筋血流量が低下していることが挙げられる. しかしながら, 回復時間の延長は皺眉筋では認められず, 母指内転筋で著明であった. この機序は不明だが, 皺眉筋は高齢者でもその機能や血流は保持される[2]が, 母指内転筋では筋の萎縮などで, 回復時間に影響を与えるものと考えられる. 本研究は, 母指内転筋でのモニタリングが手術術式や体位などの影響で使用できない場合に皺眉筋モニタリングで評価することで, 術後残存筋弛緩を回避するための一つの指標になりうることを示している.

●参考文献

1) Fuchs-Buder T, et al. Good clinical research practice in pharmacodynamic studies of neuromuscular blocking agents II : the Stockholm revision. Acta Anaesthesiol Scand 2007 ; 51 : 789-808.
2) Yun S, et al. Changes of eyebrow muscle activity with aging : functional analysis revealed by electromyography. Plast Reconstr Surg 2014 ; 133 : 455e-63e.

Effects of sugammadex on incidence of postoperative residual neuromuscular blockade : A randomized controlled study

Brueckmann B, et al. Br J Anaesth 2015 ; 115 : 743-51

スガマデクスは術後残存筋弛緩の発生を回避する：ランダム化比較試験

北島 治

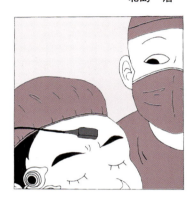

■背景

本研究はスガマデクスによるロクロニウム筋弛緩状態からの回復が残存筋弛緩の発生を減少させ，手術室からの退室を促進するかどうかを検討した．

■方法

腹部手術中にロクロニウムが投与された成人患者を対象に，拮抗の際にスガマデクス（2または4 mg/kg）を用いた群と，通常の拮抗薬剤（ネオスチグミン／グリコピロレート）を用いた群の2群に無作為に振り分けた．拮抗のタイミングは担当麻酔科医の臨床的判断に基づいて行われた．加速度感知型筋弛緩モニターであるTOF-Watch®SX(MSD，東京)を用いてTOF比0.9以下を残存筋弛緩状態と定義した．主評価項目としてはPACU入室時の残存筋弛緩状態，副次評価項目としては，拮抗薬投与から手術室退室までの時間とし，共分散分析を用いて統計処理を行った．

■結果

無作為に抽出した154人中150人の患者で，PACU入室時にTOF-Watch®SXを用いてTOF比を測定した結果，PACU入室時に残存筋弛緩が認められたのは，スガマデクス群74人中0人，ネオスチグミン／グリコピロレート投与群では76人中33人（43.4％）であった〔オッズ比0.0（95％信頼区間0-0.006），P＜0.0001〕．また通常の拮抗薬投与群33人のうち2人には残存筋弛緩の臨床的徴候も認められた．拮抗薬投与から手術室退室までの時間は，通常の拮抗薬投与群よりもスガマデクス群のほうが短かった（14.7分 vs 18.6分，P＝0.02）．

■結語

腹部手術後，スガマデクスによる拮抗はPACUでの残存筋弛緩を回避し，投与から患者が手術室を退出するまでの時間を短縮できた．

コメント

　残存筋弛緩は術後の呼吸器合併症を引き起こす．残存筋弛緩は母指内転筋におけるTOF比0.9以下と定義されるが，測定機器により若干異なっている．現在，臨床の場で用いられているTOF-Watch®は加速度感知型筋弛緩モニターに分類されるが，この機器で測定する場合にはTOF比1以下とすべきとされている．

　スガマデクスとネオスチグミンを比較し，残存筋弛緩の発生率を調べた報告は数多く存在しているが，そのほとんどで今回の研究と同様にスガマデクス投与群では残存筋弛緩状態の発生率を低下させている．わが国でもKotakeら[1]は筋弛緩モニターを用いずにロクロニウムで筋弛緩を維持し，手術終了後にスガマデクスまたはネオスチグミンで拮抗を行い，臨床症状のみを指標として抜管した後，TOF-Watch®を用いて術後残存筋弛緩の発生率を比較・検討した．母指内転筋におけるTOF比0.9以下を残存筋弛緩とする場合の発生率はスガマデクス群4.3%，ネオスチグミン群23.9%，TOF比1以下を残存筋弛緩とする場合はスガマデクス群46.2%，ネオスチグミン群67.0%であった．つまり，筋弛緩モニターを用いない場合には，ネオスチグミンのほうがスガマデクスと比較して残存筋弛緩の頻度は高いが，スガマデクスで拮抗しても4.3%の頻度で残存筋弛緩を生じるということになる．神経筋回復を評価するために頭部挙上テストや舌圧子テストなどがしばしば用いられるが，TOF比0.8以上であればこのテストはクリアできるため，残存筋弛緩は回避できない．現時点で残存筋弛緩を避けるためには，母指内転筋で筋弛緩モニターによる客観的モニタリングを行うことが必須条件と考えられる．母指内転筋が筋弛緩状態から回復していれば，下気道の呼吸筋はすでに回復していると考えられる．一方，上気道を拡大させる筋肉は母指内転筋よりも非脱分極性筋弛緩薬に対する感受性が高い．したがって，母指内転筋が軽度の筋弛緩状態または筋弛緩状態から回復していても，上気道閉塞が生じる可能性がある．しかし，現在のモニタリング技術では，上気道筋の筋弛緩状態を評価することは困難なため，母指内転筋の完全な筋弛緩状態からの回復を確認したうえで，注意深く呼吸状態を観察することが重要である．

　以上より，頭部挙上テストや舌圧子テストなどをクリアできていても筋弛緩が残存している症例が存在している．また，客観的モニタリングを行わずにスガマデクスを盲目的に投与することは，客観的モニタリングでしか検出できない軽度の残存筋弛緩を見過ごす危険性を内包している．軽度の残存筋弛緩でも呼吸障害が起こりうることを再認識する必要がある．

●参考文献
1) Kotake Y, et al. Reversal with sugammadex in the absence of monitoring did not preclude residual neuromuscular block. Anesth Analg 2013 ; 117 : 345-51.

局所麻酔薬・神経ブロック

Ultrasound guidance compared with electrical neurostimulation for peripheral nerve block : A systematic review and meta-analysis of randomized controlled trials

Abrahams MS, et al. Br J Anaesth 2009 ; 102 : 408−17

末梢神経ブロックに際し，超音波ガイドと神経刺激装置はどちらが有用か？

笹川　智貴

■背景

　末梢神経ブロックを行う際の神経の同定において超音波ガイドへの関心が高まっている．その一方で，従来使用されてきた末梢神経刺激装置と比較して，はたしてどちらが有用かということについてのコンセンサスは十分に得られていない．著者らはシステマティックレビューを行い，2 つの手法で神経の局在を比較したランダム化比較試験(RCT)のメタ解析により，この問題を明らかにしようと考えた．

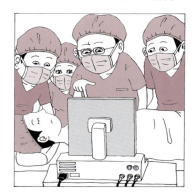

■方法

　著者らは，Ovid MEDLINE, Cochrane Central Register of Controlled Trials, Google Scholar を検索し，13 の研究に対してメタ解析を行った．

■結果

　超音波ガイド下に施行された神経ブロックは神経刺激装置を用いて施行したものより成功率が高く〔ブロックが失敗する相対危険度(RR)0.41, 95%信頼区間(CI)0.26-0.66, P＜0.001〕，施行にかかった時間も約 1 分短かった(95% CI 0.4-1.7分, P＝0.003)．また，効果発現までの時間も神経刺激を用いたものと比較して 29%早く(95% CI 45-12%, P＝0.001)，効果持続時間も長かった(95% CI 12-38%, P＜0.001)．さらに超音波ガイドはブロック施行中の血管穿刺のリスクを低下させた(RR 0.16, 95% CI 0.05-0.47, P＝0.001)．

■結語

　神経の同定に神経刺激装置を用いた場合と比較して，超音波ガイドは末梢神経ブロックの効果を改善する．神経損傷や局所麻酔薬中毒のような合併症の発生を抑制できるかどうかを明らかにするためには，より多くの研究が必要である．

コメント

　末梢神経の局在を明らかにするために古くから体表のランドマークを指標とする方法が用いられてきたが，個体による違いに対応するために放散痛を指標とする方法，神経刺激装置を用いる方法，超音波ガイド下神経ブロックと発展を遂げてきた．本論文により，超音波ガイド下神経ブロックによって，高い成功率と短い施行時間，効果発現時間，および長い効果持続時間が得られたことは，積極的に超音波ガイド下神経ブロックを臨床に取り入れるための後押しとなった．

　本論文の限界は対象となったRCTの数が13と少ないことである．さらに，それぞれの検証に用いられた論文の数も4-9とより少なくなるため，結果の評価には注意を要する．また，対象としているRCTのうちで最も古いものは1997年に出版されたものであり，超音波機器の進歩や，麻酔科医の技術向上が進んだことを考慮すると，現在ではこの論文で発表された以上の結果を得られる可能性もある．

　神経ブロックの合併症は，そもそもの発生率が低いことや発表バイアス（合併症に関する報告はもともとあまりなされない）などから，超音波ガイド下神経ブロックの優位性を証明することが難しい．合併症についての検討に用いられたRCTはわずか4編であるが，超音波ガイド下神経ブロックが血管穿刺のリスクを減少する傾向が見られたことは興味深い．その一方で，永続的な神経障害や局所麻酔薬中毒の報告が少なく，今回の検討では優位性を認めなかった．超音波ガイドは局所麻酔薬中毒のリスクを減じるとした報告もある[1]が，実際に超音波ガイド下でも局所麻酔薬中毒や末梢神経障害の報告は散見される[2]．末梢神経障害を予防するには患者の特性（より中枢での神経障害の有無，血流障害，糖尿病など），針先端の描出と神経との位置関係の把握，高すぎる注入圧（20 psi以上）の予防，使用する薬剤（高濃度の局所麻酔薬やエピネフリン）に配慮し，超音波画像だけでない多方面での観察が必要だろう．

　局所麻酔薬中毒の発生を予防するためには，極量以上の局所麻酔薬の使用や，心毒性の高いブピバカインの使用を控え，レボブピバカインやロピバカイン，血管収縮薬，吸引試験やテストドーズの使用を考慮するなどの注意が必要である．また，局所麻酔薬中毒が発生した場合すぐに蘇生処置が開始できるような配備（リピッドレスキュー用の脂肪乳剤の配備，気道確保や人工呼吸，強心薬などの準備）を整えておくことも重要である．

●参考文献
1) Barrington MJ, et al. Ultrasound guidance reduces the risk of local anesthetic systemic toxicity following peripheral nerve blockade. Reg Anesth Pain Med 2013 ; 38 : 289-99.
2) Koff MD, et al. Severe brachial plexopathy after an ultrasound-guided single-injection nerve block for total shoulder arthroplasty in a patient with multiple sclerosis. Anesthesiology 2008 ; 108 : 325-8.

Neurological complications after regional anesthesia : Contemporary estimates of risk
Brull R, et al. Anesth Analg 2007 ; 104 : 965-74

区域麻酔後の神経学的合併症：リスクを見積もる

笹川　智貴

■背景

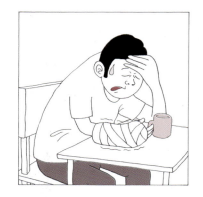

区域麻酔は，多くの外科的手技において優れた麻酔と鎮痛を提供する．麻酔科医と患者麻酔方法の選択を行うために区域麻酔の利点に加え，区域麻酔の欠点の一つである神経学的リスクについても理解しなければならない．区域麻酔後の神経学的合併症については多くの報告があるものの，増加する適用や進歩する手技に反映されていない．このショートレビューで，著者らは最も一般的な区域麻酔後の神経学的合併症についてまとめている．

■方法

1995 年 1 月から 2005 年 12 月までに報告され，区域麻酔後に発生した神経学的合併症を主評価項目とした 32 の研究について概説した．

■結果

脊髄神経幹ブロックと末梢神経ブロック後の神経学的合併症について調査された研究のサンプルサイズは，それぞれ 4,185-1,260,000 症例，20-10,309 症例であった．脊髄くも膜下麻酔と硬膜外麻酔後に生じたニューロパチーの発生頻度は，10,000 症例あたりそれぞれ 3.78 症例〔95％信頼区間（CI）1.06-13.50〕，2.19 症例（95％ CI 0.88-5.44）であった．一般的な末梢神経ブロックの手技である腕神経叢ブロック斜角筋間法，腋窩法，大腿神経ブロック後のニューロパチーの発生頻度は，100 症例あたり 2.84 症例（95％ CI 1.33-5.98），1.48 症例（95％ CI 0.52-4.11），0.34 症例（95％ CI 0.04-2.81）であった．脊髄くも膜下麻酔と硬膜外麻酔後に永続的な神経学的損傷が発生した頻度は 10,000 症例あたり 0-4.2 症例，0-7.6 症例であった．末梢神経ブロックで永続的なニューロパチーに至った症例は 16 の研究のなかで，わずか 1 症例だけであった．

■結論

脊髄神経管ブロック後の神経学的合併症の発生頻度は0.04%未満，一方，末梢神経ブロック後のニューロパチーは3%未満で，永続的なニューロパチーに至るまでの症例は現在の臨床においてはきわめてまれである．

コメント

そもそも区域麻酔による神経学的合併症の発生頻度は従来低く，報告バイアスの影響もあり，発生率の正確な把握は難しい．また，区域麻酔のそれぞれの手法で発生頻度にどれほど違いがあるのかも興味深い．本論文では過去に合併症を中心に報告している論文を集積し，その発生頻度を検討したものである．合併症の発生頻度の具体的な数字は，術前診察の際に患者の理解を深める良い指標である．

ただし，本研究でのデータは前向き管理下の調査ではなく，麻酔科医の判断による報告に基づいているため，神経学的合併症の発生率は低く見積もられている可能性があり，注意を要する．本論文で抽出された報告は1995-2005年のもので比較的古く，特に末梢神経ブロックにおいては神経刺激装置を使用したものは散見されるものの，超音波ガイド下で施行されたものは少ない．超音波ガイド下神経ブロックがそれ以外の方法と比較して神経障害の発生率を低下させるか否かは明らかではなく，今後さらに大きなRCTのメタ解析が必要だと思われる．本論文で取り上げられた末梢神経ブロックのなかで，特に神経障害が発生しやすいと推定されたのは斜角筋間法による腕神経叢ブロックであった〔100症例中2.84症例（95% CI 1.33-5.98）〕．斜角筋間法での合併症としては横隔神経麻痺が有名であるが，古典的なWinnieらの方法では針先が脊髄の方向を向くために硬膜外またはくも膜下への投与となるだけでなく，脊髄穿刺による重篤な神経合併症を来す可能性がある．したがって，超音波ガイド下に神経ブロックを行う際にも針先端位置の確認が最も重要なポイントである．

中枢神経幹ブロックと比較して，全体的に末梢神経ブロックでの神経障害発生率が高いことは興味深い．報告された時期を考慮すると，ランドマーク法や放散痛による盲目的穿刺が影響したと考察できるが，単一の研究で見てみると，末梢神経ブロック後の神経障害が発生した患者12人のうち9人で神経刺激装置を使用していたとの報告もあり，問題はより複雑である．神経障害発生の危険因子には男性，高齢，過度のるい痩・肥満，糖尿病の既往，もともと神経障害を有するなど"患者要因"によるものや，感染，炎症，血流障害，ターニケットによる虚血，牽引や体位，圧迫などによる"外科的要因"，さらには穿刺針による障害，局所麻酔薬やアドレナリンのような添加薬による"麻酔要因"などがあり，一様に発生を予防することは難しい．実際に神経ブロックを施行する症例ごとに麻酔科医が危険を予測して安全なブロックの施行を心がけることが望まれる．

Effect of anaesthetic technique and other perioperative factors on cancer recurrence

Snyder GL, et al. Br J Anaesth 2010 ; 105 : 106-15

区域麻酔の併用は，がんの再発率を低下させる

笹川　智貴

■概要

　外科的切除は，治療可能と考えられる固形腫瘍の治療法の主流であることは疑いようのない事実である．一方で転移性疾患は，これらの患者におけるがん関連死の最も重要な原因である．腫瘍が転移するかどうかは，腫瘍の転移能と細胞性免疫，特にナチュラルキラー細胞の機能が主要な成分である抗転移性宿主防御能間とのバランスに依存している．

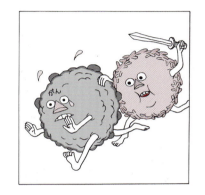

　近年，麻酔法および輸血，痛み，ストレス，低体温などの周術期因子ががん手術後の長期的な転帰に関与する可能性があることが明らかとなっている．外科手術でがんを切除できたとしても，重要な宿主防御能を阻害し，転移の進行を促進してしまうかもしれない．一方，麻酔法および薬物の選択は細胞性免疫系を賦活化させ，長期的な予後を改善させる可能性がある．本論文において著者らは，静脈麻酔薬，吸入麻酔薬，局所麻酔薬，オピオイド，および非ステロイド性抗炎症薬（NSAIDs）の効果について概説している．特に区域麻酔の効果は有益とする研究が散見され，興味深い．

■区域麻酔の効果

　区域麻酔ががんの再発に与える影響については2つの後ろ向き研究がある．1つ目は，開腹前立腺切除の術後痛管理においてオピオイドを用いた群と硬膜外麻酔を行った群とを比較，検討した研究である．結果は硬膜外麻酔を行った群でがんの再発率を57%低下させた（観察期間2.8-12.8年）[1]．また，2つ目の研究では乳がん手術を受ける患者の麻酔法として，全身麻酔＋傍脊椎ブロックを行った群と全身麻酔＋モルヒネで管理した群とで比較したところ，傍脊椎ブロックを行った群でおよそ4倍の再発率の低下を見た（平均観察期間32カ月）[2]．

　現在，ヒトを対象とした区域麻酔ががんの再発に与える影響を検討した前向き研究はない．動物実験ではセボフルランを用いた全身麻酔下にラットに腹腔鏡手術を行ったところ，肝臓でのヘルパーT細胞の機能が抑制され転移を認めたが，脊髄くも膜下麻酔ではヘル

パーT細胞に変化は認められず，肝転移も少なかった[3]．

　区域麻酔ががん手術の長期予後を改善するメカニズムとして以下の3つが考えられる．第一に，区域麻酔は手術自体がもたらす免疫抑制効果を抑制する．中枢神経幹麻酔や傍脊椎ブロックはストレス反応による神経分泌を抑制しうる．次に区域麻酔を受けた患者ではオピオイドの必要量が減少することが挙げられる．オピオイドはそれ自体が細胞免疫を抑制し，宿主の対腫瘍防御機能を抑制させると考えられている．最後は，区域麻酔を全身麻酔と併用すると，全身麻酔薬の必要量を減じることができる点である．

コメント

　外科手術はそれ自体がストレス反応となり，神経内分泌および細胞・液性免疫の破綻を来してがんの再発に関連しているが，区域麻酔がこれらの反応を抑制してがんの再発を抑制できるかもしれないという発想は大変興味深く，近年盛り上がりを見せている区域麻酔，特に末梢神経ブロックのアウトカムの一つとして注目されている．本論文では区域麻酔にかぎらず，麻酔法全般とがんの再発との関連についてレビューしている．動物実験レベルではあるが，ほとんどの麻酔薬（ケタミン，チオペンタール，プロポフォール，吸入麻酔薬，モルヒネ，フェンタニル）はナチュラルキラー細胞の数や活性を低下させたのに対し，局所麻酔薬は上皮成長因子受容体を抑制し，がん細胞の分裂や成長を抑制した．これらの効果が，実際の臨床で高いエビデンスレベルをもって証明されることが必要である．

　2007年1月より開始された区域麻酔が乳がん再発に与える影響を検討した大規模多施設前向きランダム化比較試験（NCT00418457）が2019年3月に終了予定であり，その結果が興味深く待たれる．

●参考文献

1) Biki BE, et al. Anesthetic technique for radical prostatectomy surgery affects cancer recurrence : a retrospective analysis. Anesthesiology 2008 ; 109 : 180-7.
2) Exadaktylos AK, et al. Can anesthetic technique for primary breast cancer surgery affect recurrence or metastasis? Anesthesiology 2006 ; 105 : 660-4.
3) Wada H, et al. Combined spinal and general anesthesia attenuates liver metastasis by preserving TH1/TH2 cytokine balance. Anesthesiology 2007 ; 106 : 499-506.

TKAの術後鎮痛において，リポソームブピバカインを用いた大腿神経ブロックは有用か？

Liposome bupivacaine femoral nerve block for postsurgical analgesia after total knee arthroplasty
Hadzic A, et al. Anesthesiology 2016 ; 124 : 1372-83

笹川　智貴

■背景

著者らは人工膝関節術（TKA）術後にリポソームブピバカインを用いた大腿神経ブロック（FNB）の効果を評価した．

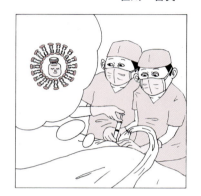

■方法

Part Ⅰ：対象者は20 ml のリポソームブピバカイン（67，133，266 mg のいずれか）もしくはプラセボを用いた FNB を施行された．

Part Ⅱ：対象者は無作為に 266 mg のリポソームブピバカインかプラセボを用いた FNB を施行された．主評価項目は術後 72 時間までの安静時における痛みスコア（numerical rating scale：NRS）の曲線下面積（area under the curve：AUC）（鎮痛薬のレスキューは代入補正）であった．

■結果

Part Ⅰでは 266 mg のリポソームブピバカインを用いた FNB が 133 mg と同等の鎮痛効果を示したため，Part Ⅱでの使用量として選択された．Part Ⅱでは 72 時間までの安静時 NRS における AUC の最小 2 乗値平均はプラセボと比較してリポソームブピバカイン使用群で有意に低かった（n = 91，419 vs 516，P < 0.0001）．またこの結果はレスキュー使用を補正した値でも同様であり（221 vs 282，P = 0.0005）さらに，これらの値を 24 時間ごとに解析してもリポソームブピバカイン群で有意に低かった．リポソームブピバカイン群で使用されたレスキューのモルヒネ総使用量の平均は，プラセボ群よりも少なかった（76 mg vs 103 mg，P = 0.0016）．痛みは両群ともに強く，リポソームブピバカイン群の 92％，プラセボ群の 81％で第二段階のレスキューとしてオピオイドを使用した iv-PCA を必要とした．これらレスキューの使用によって体動時の NRS の平均値は両群で中程度に保たれていた．また，嘔気など副作用の発生率は両群間に有意差を認めなかった（Part Ⅰ：90％ vs 96％，Part Ⅱ：96％ vs 96％）．

■結論

　リポソームブピバカイン（266 mg）を用いた FNB は，プラセボ群と比較して副作用の発生は同程度でありながら，痛みのスコアとオピオイドの必要量をわずかに減少させた．

■コメント

　リポソームブピバカインは，リポソーム内にブピバカインを封入し，徐放性に効果を発現できるようにした製剤である[1]．現在，本邦では未承認だが，米国においてはすでに局所の浸潤麻酔としての適用があり，今後，末梢神経ブロックでの使用に期待がもたれている．

　リポソームブピバカインの浸潤麻酔は 72 時間にわたって鎮痛効果が得られているため，リポソームブピバカインの単回使用がカテーテルを用いた持続末梢神経ブロックに取って代わる可能性もあり，末梢神経ブロックの今後の手法に大きな影響を与える可能性がある．

　さて，本研究の結果は少々残念なものだったのではないだろうか．確かにリポソームブピバカイン群のほうが痛みスコアが有意に低いが，その差は，原文で著者らが "modestly（控えめに）" という単語を用いて表現するほどの小さいものである（対プラセボなのに！）．このような結果になった理由の一つとして著者らは，TKA 術後の鎮痛には FNB のみでは痛みを取りきれないため，坐骨神経ブロックを併用することが多いが，本研究では FNB 単独の術後鎮痛となったため鎮痛効果に限界があった可能性を挙げている．本研究でもう一つ興味深いのは血中濃度の推移である．Part I において 67，133，266 mg のすべての群でおよそ 72 時間目に血中濃度のピークを認めた．また，C_{max} は 266 mg 投与時でも 577 ng/ml で，ブピバカインの効果が認められる 2.2 μg/ml[2]と比較して低い．つまり最も術後の痛みが強い術後 24 時間ではリポソームから十分にブピバカインが放出されていない可能性が示唆される．末梢神経ブロックでは，浸潤麻酔と比較して十分な鎮痛効果が得られなかったことになるが，神経線維の太い末梢神経ブロックと浸潤麻酔とでは，その効果に違いがあっても矛盾しないのかもしれない．また，本研究において副作用の発生率は両群間に差を認めていない．最も多かった副作用は嘔気と掻痒感であり，プラセボでも同様の結果であったことから，併用したレスキューのオピオイド使用によるものと考察されている．今回の検討では認めなかったものの，72 時間後に最大血中濃度に達することを考慮すると，遅発性の局所麻酔薬中毒が発生する可能性もあり，その効果と使用方法には注意を要するだろう．

●参考文献

1) Chahar P, et al. Liposomal bupivacaine : a review of a new bupivacaine formulation. J Pain Res 2012 ; 5 : 257-64.
2) Knudsen K, et al. Central nervous and cardiovascular effects of i.v. infusions of ropivacaine, bupivacaine and placebo in volunteers. Br J Anaesth 1997 ; 78 : 507-14.

Interventional spine and pain procedures in patients on antiplatelet and anticoagulant medications : Guidelines from the American Society of Regional Anesthesia and Pain Medicine, the European Society of Regional Anaesthesia and Pain Therapy, the American Academy of Pain Medicine, the International Neuromodulation Society, the North American Neuromodulation Society, and the World Institute of Pain

Narouze S, et al. Reg Anesth Pain Med 2015 ; 40 : 182−212

抗血小板療法・抗凝固療法中の患者に対するペインクリニック領域の神経ブロック

井尻　えり子／笹川　智貴

■背景

抗血小板療法・抗凝固療法中の患者に対するペインクリニック領域の手技は，その安全性が十分に検証されておらず，抗血小板・血栓薬の中止や再開時期へのコンセンサスも得られていない．今回，米国区域麻酔学会（ASRA）を中心とした6つの学会により抗血小板療法・抗凝固療法中の患者に対するペインクリニック領域の神経ブロックおよび脊柱管への手技における合同ガイドラインが策定された．

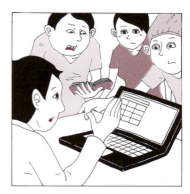

■手技によるリスク分類

ペインクリニック領域の手技について，出血が重篤な副作用を来す可能性という観点から，高リスク，中リスク，低リスクと3段階にそのリスクを分類した．

■各薬剤の推奨ポイントのまとめ

1）非アスピリン非ステロイド性抗炎症薬（NSAIDs）

- 出血リスクを上昇させないため特別な中止を必要としない．
- アスピリンのような心・脳保護作用のために投薬をする必要がないため，休薬可能．
- ただし，高リスク手技は出血や血腫形成のリスクが高いので，休薬が望ましい．
- 半減期の5倍の時間が経過すると血小板機能抑制作用が消失する（例えばイブプロフェンであれば24時間中止すれば十分である）．
- シクロオキシゲナーゼ-2（COX-2）阻害薬は血小板への作用が弱く休薬の必要はない．

2）アスピリン

- 一次予防で使用している場合，高リスク手技であれば休薬が望ましい．血小板機能が回復する6日間中止する．
- 二次予防で使用している場合，高リスク手技であれば休薬リスクと出血リスクを考慮．
- 中リスク手技のなかでも星状神経節ブロックなどは出血リスクが高いことを考慮する．
- 高リスク手技および特定の中リスク手技では，少なくとも24時間以降に再開する．

3) ヘパリン
- ヘパリン静注はすべての手技の4時間前に中止し，皮下注射の場合は8-10時間前に中止する．→終了後2時間から再開する．

4) セロトニン再取り込み阻害薬(serotonin reuptake inhibitors：SRIs)
- セロトニンは血小板凝集に関与する(SRIsにより血小板中のセロトニンが低下する)．
- 高齢・アスピリンやNSAIDsの併用・肝障害といったハイリスク群では1-2週間前より漸減する．

5) ワルファリン
- ワルファリンは，低リスク手技の場合，休薬の是非は主治医へのコンサルテーションが必要である．国際標準化比(INR)＜3.0であれば安全とされている．中・高リスク手技の場合は5日間休薬し，INRが正常化してから実施する．

6) ダビガトラン(プラザキサ®)，リバーロキサバン(イグザレルト®)，アピキサバン(エリキュース®)
- これらの新しい抗凝固薬は中・高リスク手技であれば半減期の5倍の期間休薬し，低リスク手技の場合は主治医と相談し，手技の出血リスクなどを考慮する．深部静脈血栓症のリスクがある場合は低分子ヘパリンで置換し，手技の24時間前に中止する．
- ダビガトランは重度腎障害患者では，半減期が延長するため6日前に休薬する．

コメント

　今回作成されたガイドラインでは，施行する手技がリスク別に分類されたことが大きなポイントである．特に高リスクに含まれる手技においては慎重な休薬の適用と期間をとることが重要となり，ガイドラインの適用の幅が広がったといえる．硬膜外麻酔や脊髄くも膜下麻酔は中リスク手技に分類されており，注意深く抗凝固の中止基準を見極めなければならないのはこれまでと変わらない．一般的な末梢神経ブロックが低リスク手技に含まれる一方で，傍脊椎ブロックが中リスク手技に含まれていることには注意が必要である．

　わが国においても日本ペインクリニック学会，日本麻酔科学会，日本区域麻酔学会が合同で，抗血栓療法中の区域麻酔・神経ブロックのガイドラインを制定した．このガイドラインはクリニカルクエスチョン形式で記載される予定で，神経ブロックごとに臨床的な疑問点を挙げ，それに回答する形となっている．今回取り上げたガイドラインとは異なる視点から注意喚起されており，わが国の区域麻酔の安全性をさらに高めると思われる．現時点では本論文を参考にして，手技リスクと各薬剤の特性を十分に考慮したうえで休薬期間を決定していただきたい．

補液・輸血

Fluid therapy with hydroxyethyl starch for massive blood loss during surgery
Suzuki T, et al. J Anesth 2010 ; 24 : 418–25

手術中の大量出血に対する第2世代HESによる大量輸液療法は，術後腎機能に影響しない

小山　薫

■背景

わが国では長年，低分子第2世代6％ヒドロキシエチルスターチ（HES）70/0.5のヘスパンダー®（1％ブドウ糖，ナトリウム105.6 mEq/l）とサリンヘス®〔生理食塩水（生食）ベース〕が使用されてきたが，大量出血に対してはサリンヘス®が適する．

本研究は術中の大量出血に対し，緊急避難的に大量のサリンヘス®を使用した症例を対象として，術後腎機能への影響などについて後ろ向きに検証している．

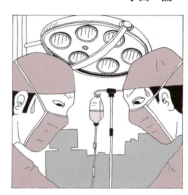

■研究方法

Suzukiらの施設（大学病院）で2004年1月–2007年10月に行われた20,875症例の手術症例のなかで，術中5,000 ml以上の大量出血があった症例を対象とした．出血量，HES使用量，輸血量，術前・術後の検査データ，腎障害群と非腎障害群の2群に分けての比較などから，HESが腎機能，凝固能，予後などに及ぼす影響を検討した．

■結果

術中出血が5,000 ml以上の症例は50症例であった．そのなかで術後1カ月以内に死亡した症例，腹水などで出血量を過大評価した症例，データ不備のあった症例を除いた31症例で検討を行った．

出血量8,051 ± 5,538 ml（5,150–34,150 ml），HES使用量3,085 ± 1,623 ml（54 ± 30 ml/kg，750–6,500 ml），晶質液総量2,865 ± 2,144 ml（≒ 6 ml/kg/hr），5％アルブミン使用量1,331 ± 1,717 ml，輸血量としては赤血球製剤3,378 ± 2,660 ml，新鮮凍結血漿2,181 ± 2,326 ml，濃厚血小板206 ± 274 mlであった．術中尿量は1,338 ± 995 ml（≒ 2.7 ml/kg/hr）であった（平均値±標準偏差，範囲）．

急性腎障害クライテリア（AKIN criteria）に基づいて，術後クレアチニン（Cr）値の推移から"腎障害あり"と判断されたのは13症例，そのうち3症例は血液浄化療法が必要

であった．腎障害群13症例と非腎障害群18症例の比較で，年齢，体重，麻酔時間，出血量，HES使用量，輸血量などに有意差はなく，差があったのは術前および術後のCr値，術中尿量であった．HES使用量とCr値の変化に相関は認められなかった．ロジスティック解析で術後腎障害に関与する因子は術前腎機能のみであった．凝固能は出血および希釈により低下したが輸血により回復，凝固能異常が遷延した症例はなかった．31症例のうち4症例が原疾患の悪化などで術後1カ月以降に死亡したが，27症例は退院した．

コメント

　わが国でも2013年10月に第3世代HES（6% HES 130/0.4，ボルベン®）が発売されたが，それまでは低分子第2世代6% HESしか使用できず，予期しない大量出血に対し上限（20 ml/kg）を超えたサリンヘス®で対応することが少なからずあった．周術期のHES使用に関しては腎機能への影響を考慮する必要がある．緊急避難的に平均で50 ml/kgを超えるHES 70/0.5が投与された手術症例での検討でHESは術後腎機能に影響を及ぼさず，凝固能に関しても出血および希釈に伴う凝固障害に対し，適切な輸血によりコントロールできることが示された．

　HESの腎機能への影響に関しては議論のあるところである．Goldenbergら[1]の尿細管細胞の空胞形成の報告以降，膠質液による尿細管障害が注目されるようになったが，現在では一過性の形態変化であり，尿細管機能への影響はないとされている．糸球体への影響に関しては高浸透圧膠質液による腎障害の可能性は指摘されているが，後述のCRISTAL studyでは，膠質液の腎機能への影響は晶質液と比較して有意な差は認められなかった[2]．

　HESの凝固能への影響に関しては，von Willebrand因子への影響，血小板表面への作用，グリコカリックスへの影響などが複雑に関与するが，HESの凝固能への影響は生食と有意差がないことが報告されている[3]．

　手術時の大量出血に対するHES 70/0.5の安全性が示された報告ではあるが，①術前から中等度以上の腎障害のある症例でのHESの使用は避けたほうが無難であること，②大量出血時は凝固能をモニタリングし，適宜輸血を考慮すること，の2点に留意する必要がある．

●参考文献

1) Goldenberg M, et al. Effects of intravenous administration of dextran, a macromolecular carbohydrate in animals. Am J Clin Pathol 1947；17：939-48.
2) Annane D, et al. Effects of fluid resuscitation with colloids vs crystalloids on mortality in critically ill patients presenting with hypovolemic shock：the CRISTAL randomized trial. JAMA 2013；310：1809-17.
3) Franz A, et al. The effects of hydroxyethyl starches of varying molecular weights on platelet function. Anesth Analg 2001；92：1402-7.

Hydroxyethyl starch or saline for fluid resuscitation in intensive care
Myburgh JA, et al. N Engl J Med 2012;367:1901-11

集中治療における輸液療法：第3世代 HES は有害か？

小山　薫

■背景

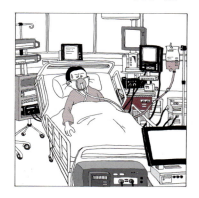

集中治療室（ICU）における輸液療法において，使用する輸液製剤，特に HES の検討は十分に行われていない．ICU における HES 使用に関する最も大きな関心事は腎機能への影響である．

本研究は ICU における第3世代6％ HES 130/0.4（ボルベン®）の安全性，有用性について，生理食塩水（生食）と比較した大規模前向き研究である（いわゆる CHEST study）．

■研究方法

本研究はオーストラリアとニュージーランドの32施設で行われた．2009年12月-2012年1月に ICU に入室した18歳以上で輸液療法が必要と判断された7,000症例を HES 群と生食群の2群に割り付け，比較・検討した．主要転帰は90日死亡率，二次転帰は急性腎障害（RIFLE criteria），腎代替療法率である．

■結果

年齢，性別，ICU 入室前施設（救急，病棟，手術室など），診断（外科症例，非外科症例），患者重症度（APACHE Ⅱスコア），循環動態（心拍数，平均血圧，CVP，乳酸値），人工呼吸，昇圧薬使用，病態（敗血症28-29％，外傷8％）などの患者背景因子に両群間で有意差はなかった．割り付け前に両群ともに15％の症例に HES が使用されていた．

転帰の検討では，90日死亡率は HES 群18.0％（597/3,315症例）vs 生食群17.0％（566/3,336症例）で有意差はなかった．急性腎障害に関しては，腎不全（RIFLE-F）は10.4％ vs 9.2％，および腎代替療法率は7.0％ vs 5.8％で有意差はなかったが，腎障害（RIFLE-R，RIFLE-I）はそれぞれ54.0％ vs 57.3％，34.6％ vs 38.0％と HES 群のほうが有意に少なかった．SOFA スコアの検討では，循環不全は36.5％ vs 39.9％と HES 群が低く，肝不全は1.9％ vs 1.0％と生食群が低い結果であった．

コメント

　本研究は VISEP study[1]，6S study[2] とともにヨーロッパでの HES 販売停止勧告の根拠となった論文として有名である．VISEP study では高膠質浸透圧 HES，6S study ではポテト由来の HES を使用しているため直接の比較はできないが，これら3研究には，そのすべてにおいて輸液負荷を行い，循環動態が安定した後の割り付けであること，研究プロトコール違反，腎代替療法開始基準が明らかでないなどの問題点がある．

　HES（ボルベン®）と生食との比較において，90日死亡率，腎代替療法率に有意差がなく，腎障害（RIFLE-R，RIFLE-I），循環不全（SOFA スコア）はむしろ HES 群のほうが有利にもかかわらず，本研究の結論のなかでは以下の表現がなされている．

"In conclusion, our study does not provide evidence that resuscitation with 6% HES(130/0.4), as compared with saline, in the ICU provides any clinical benefit to the patient. Indeed, the use of HES resulted in an increased rate of renal replacement therapy."

　有名なジャーナルに掲載された論文や多く引用される論文であっても，要約と結論のみを読んだだけでは研究結果を誤って判断しかねないことに注意しなければならない．

●参考文献

1) Brunkhorst FM, et al. Intensive insulin therapy and pentastarch resuscitation in severe sepsis. N Engl J Med 2008 ; 358 : 125-39.
2) Ertmer C, et al. Renal effects of saline-based 10% pentastarch versus 6% tetrastarch infusion in ovine endotoxemic shock. Anesthesiology 2010 ; 112 : 936-47.

Effects of fluid resuscitation with colloids vs crystalloids on mortality in critically ill patients presenting with hypovolemic shock : The CRISTAL randomized trial

Annane D, et al. JAMA 2013 ; 310 : 1809-17

ICU における重症循環血液量減少性ショック症例に対する膠質液の使用は死亡率を低下させる

小山　薫

■背景

集中治療室(ICU)における，循環血液量減少性ショック症例に対する輸液療法のエビデンスは不明である．本研究は ICU における循環血液量減少性ショックの病態への輸液療法において，膠質液と晶質液の効果について検討した大規模前向き研究である．

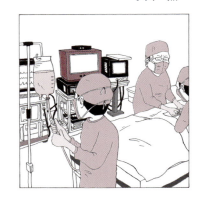

■研究方法

本研究はフランス，ベルギー，カナダ，アルジェリア，チュニジアの 57 の ICU で行われた．ICU に入室した輸液療法を必要とする重症症例(敗血症，外傷，循環血液量減少性ショック)を輸液療法開始前に膠質液群(ゼラチン，4 または 5％アルブミン，デキストラン，HES，20 または 25％アルブミン)と晶質液群(生食，高張食塩水，乳酸リンゲル液など)の 2 群に無作為に割り付け，比較・検討した．HES 使用量には 30 ml/kg/ 日の上限を設け，主要転帰を 28 日死亡率，二次転帰を 90 日死亡率，腎代替療法，人工呼吸期間，昇圧薬使用日数，臓器不全などとした．

■結果

対象となったのは 2,857 症例で膠質液群 1,414 症例，晶質液群 1,443 症例であった．年齢，性別，ICU 入室前施設，ICU 入室理由(内科的，術後，外傷)，SOFA スコア(8 vs 8)，意識レベル，収縮期血圧，心拍数，尿量，乳酸値，ICU 入室前の輸液量，人工呼吸症例(71.2％ vs 73.5％)，腎代替療法率(4.7％ vs 5.3％)，病態(敗血症 54.7％ vs 54.0％，外傷 6.0％ vs 6.4％，循環血液量減少性ショック 39.3％ vs 39.6％)などの患者背景因子に両群間で有意差はなかった．

転帰の検討では，28 日死亡率(25.4％ vs 27.0％)に有意差はなかったが，90 日死亡率は膠質液群のほうが少なかった(30.7％ vs 34.2％)．腎代替療法率(11.0％ vs 12.5％)，SOFA スコアに有意差はなかった．人工呼吸なしの生存日数，昇圧薬なしの

生存日数は膠質液群のほうが有意に長かった.

コメント

　本研究においてもプロトコール違反, 腎代替療法開始基準が明らかでない, といった問題点はあるが, ICU 入室後, 状態が落ち着いてから割り付けされた VISEP study, 6S study, CHEST study と異なり, 循環血液量減少性ショック患者に限定した研究であり, 輸液療法が必要な敗血症を含めた重症症例を, 輸液療法開始前に無作為に 2 群に分けて検討している.

　普段の臨床に即したプロトコールによる本研究の結果として, 90 日死亡率は膠質液が低く, 腎代替療法率には有意差がなかった. 人工呼吸日数や昇圧薬使用日数は膠質液が有意に短かった. 本研究結果を踏まえて, ヨーロッパでの HES 販売停止勧告は取り下げとなった. 本研究がなければ, わが国でもボルベン® の販売開始が遅れていた可能性もある. 後述の ICU における非敗血症症例でのメタ解析や[1], 手術症例でのメタ解析[2]においても, 第 3 世代 HES の腎機能などへの影響はほかの輸液製剤と差がないことが示されている.

●参考文献

1) He B, et al. Hydroxyethyl starch versus other fluids for non-septic patients in the intensive care unit : a meta-analysis of randomized controlled trial. Crit Care 2015 ; 19 : 92.
2) Van Der Linden P, et al. Safety of modern starches used during surgery. Anesth Analg 2013 ; 116 : 35-48.

ICU における非敗血症症例に対して HES は有用である：メタ解析

Hydroxyethyl starch versus other fluids for non-septic patients in the intensive care unit : A meta-analysis of randomized controlled trial
He B, et al. Crit Care 2015 ; 19 : 92

小山　薫

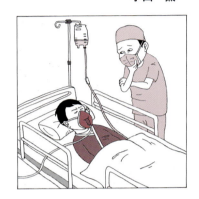

■背景

　敗血症症例に対する HES の使用は死亡率や腎代替療法率を増加させるとする報告があるが，必ずしもコンセンサスは得られていない．非敗血症症例についての HES の有用性についても同様である．これは非敗血症症例における 6% HES の影響についてメタ解析した報告である．

■研究方法

　2013 年 11 月以前に行われたランダム化比較試験（RCT）を PubMed，OvidSP，Embase database，Cochrane Library から検索した．選択基準は，RCT，18 歳以上，6% HES とほかの輸液製剤との比較，非敗血症症例の 4 つである．非敗血症患者における死亡率，腎代替療法率，出血量，輸血量，総輸液量について，6% HES 群とほかの輸液群との比較をメタ解析で行った．

■結果

　22 の RCT，延べ 6,064 名の非敗血症症例が対象となった．使用されている 6% HES 製剤は 18 の RCT で HES 130/0.4，そのほかは HES 450/0.7，HES 200/0.62，HES 200/0.5 であった．対照群で使用されていた輸液製剤は晶質液 7，ゼラチン 7，アルブミン 4，晶質液＋膠質液 4 であった．
　HES 群とほかの輸液製剤群との比較において，死亡率，腎代替療法率，出血量，輸血量に有意差はなかった．ICU 入室 1 日目の総輸液量の比較では，6% HES 群は晶質液使用例より有意に少なかった．

コメント

　本研究において非敗血症症例を対象としたRCTのメタ解析でHESの非劣勢が示された．ICU入室の37％の患者で輸液療法が必要であり，その際には晶質液よりもHESのほうが高い頻度で使用され，晶質液より有用であったと報告されている[1)2)]．今回取り上げた文献で明らかなように，HESに関する文献を読む際には，対象症例の背景(手術症例，ICU症例，腎不全合併の有無など)，病態(敗血症，非敗血症，循環血液量減少性ショックなど)，使用されたHES製剤の種類(特に海外文献)，研究プロトコール(群割り付け時期，輸液方法，腎不全診断の根拠など)のみならず，結果の解釈にも注意しなければならない．

　敗血症性ショックに関する報告が多い[3)]が，少なくとも手術中における，腎機能に問題のない症例での輸液療法において，サリンヘス®，ボルベン®による輸液負荷は有用であると思われる．ただし，ボルベン®ではサリンヘス®の禁忌に加え，透析治療を受けている患者，頭蓋内出血中の患者も添付文書上禁忌(2016年5月改訂)となっているので注意が必要である．今後はHESと5％アルブミン製剤を直接比較した臨床研究が待たれるところである．

●参考文献

1) Finfer S, et al. Resuscitation fluid use in critically ill adults : an international cross-sectional study in 391 intensive care units. Crit Care 2010 ; 14 : R185.
2) McIlroy DR, et al. Acute intravascular volume expansion with rapidly administered crystalloid or colloid in the setting of moderate hypovolemia. Anesth Analg 2003 ; 96 : 1572-7.
3) Dellinger RP, et al. Surviving sepsis campaign : international guidelines for management of severe sepsis and septic shock, 2012. Intensive Care Med 2013 ; 39 : 165-228.

Restrictive versus liberal transfusion strategy in the perioperative and acute care settings
Hovaguimian F, et al. Anesthesiology 2016 ; 125 : 46-61

高リスク症例に対する制限的輸血は，予後を増悪させる

小山 薫

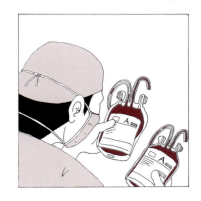

■背景

　手術中や重症症例における輸血は感染症などの合併症や死亡率を増加させるが，その一方で貧血に耐えられない高齢者や心疾患合併症例などでは制限的輸血戦略が害を及ぼす可能性もある．本研究は"context-specific approach"すなわち臨床的な背景を考慮して最適な輸血戦略を検討したメタ解析である．

■研究方法

　2015年11月までに発表された，手術あるいはICUの成人症例に対する制限的輸血戦略と非制限的輸血戦略とを比較したランダム化比較試験（RCT）を，MEDLINE，EMBASE，Cochrane CENTRAL database，あるいはGrey Literatureから検索し，患者背景から再グループ分けした．主要転帰は30日以内の酸素供給不足に伴う合併症（心筋，脳，腎，腸管，末梢循環，不整脈，不安定狭心症），死亡率，輸血に伴う感染症などの合併症である．

■結果

　31のRCT（1956-2015年）が対象とした患者背景から，心臓血管外科手術症例，心疾患を有する高齢整形外科手術症例，ERまたはICU入室中の症例，頭部外傷あるいはくも膜下出血症例，そのほかの5群に分類してメタ解析を行った．
　心臓血管外科手術症例，心疾患を有する高齢整形外科手術症例では制限的輸血戦略により酸素供給不足からの合併症および死亡のリスクが増加した．輸血に伴う感染症などの合併症には有意差が認められなかった．以上より，高リスク症例における制限的輸血戦略の適用は慎重にすべきであることが示された．

コメント

　一般的に術中やICU症例での輸血開始の基準はヘモグロビン値(Hb)7-9 g/dlとされている[1]が，患者背景に加え，バイタルサイン，酸素需給バランスなどから個々の症例ごとに総合的に判断すべきである．

　酸素需給バランスのリアルタイムの指標として，混合静脈血酸素飽和度(Sv_{O_2})・中心静脈血酸素飽和度(Scv_{O_2})がある．Sv_{O_2}・Scv_{O_2}は心拍出量，Sa_{O_2}，Hb，酸素消費量の4要素から決定される．Hbが7 g/dl以下であっても，心機能や肺での酸素化に問題がなくSv_{O_2}・Scv_{O_2}が60%以上あれば，酸素需給バランスは維持されていると判断できる．一方，心機能や肺での酸素化に問題がある症例では，Hb 10 g/dl以上でも安静時あるいは体動時にSv_{O_2}・Scv_{O_2}が60%未満になりうる[2]．このような症例では早めの輸血開始が示唆される．本研究において制限的輸血戦略により酸素供給不足に伴う合併症が増加した2群(心臓血管外科症例，心疾患を有する高齢整形外科症例)では，循環・呼吸器系の合併症を有する症例も多いことが推測され，このような研究結果に結びついたと思われる．

　酸素需給バランスの指標としてSv_{O_2}・Scv_{O_2}のほかに動脈血乳酸値の有用性も多く報告されている．ただし，動脈血乳酸値に関しては，病態の進行より遅れて変化することや肝機能や糖代謝の影響を受けるために，必ずしも組織低灌流の指標とはならないことに留意しなければならない[3]．

●参考文献

1) Hebert PC, et al. A multicenter, randomized, controlled clinical trial of transfusion requirements in critical care. Transfusion requirements in critical care investigators, Canadian critical care trials group. N Engl J Med 1999 ; 340 : 409-17.
2) 小山　薫．術中循環動態の把握：静脈血酸素飽和度をみる．日臨麻会誌 2015 ; 35 : 487-91.
3) Shahbazi S, et al. Serum lactate is not correlated with mixed or central venous saturation for detecting tissue hypo-perfusion during coronary artery bypass graft surgery : a prospective observational study. Int Cardiovasc Res J 2013 ; 7 : 130-4.

7 呼吸管理

PROSEVA study：腹臥位療法は重症 ARDS 患者の予後を改善する

Prone positioning in severe acute respiratory distress syndrome
Guérin C, et al. N Engl J Med 2013；368：2159-68

鈴木　昭広

■背景

従来，急性呼吸促迫症候群（acute respiratory distress syndrome：ARDS）に対する機械的人工呼吸において，腹臥位療法は酸素化を改善し，人工呼吸関連肺障害を軽減するとされてきたが，長期予後に関しての有用性は示されていなかった．本 PROSEVA study（The Proning Severe ARDS Patients study）は重症 ARDS 患者において，腹臥位での人工呼吸管理が患者予後に与える影響を検討した．

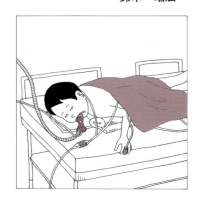

■方法

多施設共同前向きランダム化比較試験（RCT）．重症 ARDS と診断された 466 人の患者を対象とした．患者は無作為に少なくとも 16 時間の腹臥位療法が行われた腹臥位群，または仰臥位群に分けられた．重症 ARDS の定義は $F_{IO_2} > 60\%$，呼気終末陽圧（positive end-expiratory pressure：PEEP）5 cmH$_2$O 以上，予測体重の 6 ml/kg 程度の 1 回換気量（tidal volume：TV）の条件でも P/F 比＜150 の場合で，人工呼吸開始から 12 および 24 時間後にこの状態が確認されたものとした．腹臥位療法の終了指標は酸素化の改善であり，PEEP ≦ 10 cmH$_2$O，F_{IO_2} ≦ 0.6 の条件で P/F 比 ≧ 150 とした．primary outcome は 28 日以内の死亡率，secondary outcome は 90 日以内の死亡率，抜管の成功，抜管までの時間，ICU 滞在期間，合併症，非侵襲換気の使用，気管切開の頻度，臓器障害の有無などとした．

■結果

237 名の患者を腹臥位群，229 名の患者を仰臥位群に割り付けた．28 日以内の死亡は腹臥位群の 16％に対し，仰臥位群では 32.8％であった（P＜0.001）．ハザード比は 0.39〔95％信頼区間（CI）0.25-0.63〕．90 日以内の死亡率は腹臥位群の 23.6％に対し，仰臥位群では 41.0％と有意差を認め（P＜0.001），ハザード比は 0.44（95％

CI 0.29-0.67)といずれも腹臥位療法のほうが死亡率を有意に減少させた．合併症では心停止が仰臥位群で有意に高い以外は，差を認めなかった．

> **コメント**
>
> 　そもそも多くの脊椎動物は四つ足で生活しているが，これは基本的に腹臥位の姿勢である．ヒトにおいても腹側に腹腔内臓器が集まり，肺の背側が拡張しやすい構造をもっているのは脊椎動物の起源の名残であろう．仰臥位で眠るヒトでは背側肺は無気肺になりやすく，かつ重力の影響で血流が集まり，換気血流不均等から低酸素血症を呈する．腹臥位管理が酸素化だけではなく，死亡率も減少させるという今回の結果は呼吸管理における新しい取り組みとして評価できるものの，最低16時間，連続の管理は現実的にはチャレンジングである．ICU滞在患者の約7割を腹臥位で管理する状況にもなりうる．スタッフ教育を含めて解決すべき課題は多いかもしれない．なお，今回の重症ARDSの定義には古いARDS基準を使用しており，新しいBerlin定義だとsevereではなくmoderateも含まれる（対象とすべき症例は実際にはさらに多くなる）ことを補足しておく．

A trial of intraoperative low-tidal-volume ventilation in abdominal surgery
Futier E, et al. N Engl J Med 2013 ; 369 : 428-37

IMPROVE study：術中肺保護戦略換気は転帰を改善し，医療コストを減少させる

鈴木　昭広

■背景

　肺は人体最大の臓器であり，換気を介して外敵（感染症）のリスクに曝されている．このため体内のリンパ球の30％近くが肺に存在し，侵襲を契機に炎症を来しやすい．人工呼吸中の肺を保護するためには過剰な圧によるbarotrauma，過剰な換気量によるvolutrauma，および無気肺によるatelectraumaを防止できるような換気様式が重要であり，そのためには多くの重症患者ケアにおいて，低い1回換気量（TV）と呼気終末陽圧（PEEP）を用いた肺保護戦略が最善と考えられている．しかし，こ

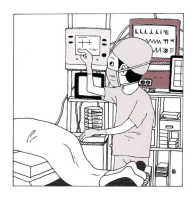

れまで大手術を受ける麻酔下の患者における肺保護戦略の効果は不明であった．本論文はIntraoperative Protective Ventilation（IMPROVE）trialと称し，術中の肺保護戦略（低いTV，PEEP，リクルートメント）が予後に与える影響を検討したものである．

■方法

　多施設共同二重盲検並行群間試験．膵頭十二指腸切除，肝切除，胃切除，結腸切除などの腹部大手術が施行され，中等度～高度の肺合併症リスクを有する成人患者400症例を対象とした．肺合併症リスクはpreoperative risk index for pulmonary complicationsが2点以上のものとした．患者は無作為に非肺保護戦略換気群（TV＝予想体重の10-12 ml/kg，PEEP＝0，リクルートメントなし）と，肺保護戦略換気群（TV＝予想体重の6-8 ml/kg，PEEP＝6-8 cmH$_2$O，気管挿管から30分ごとに30 cmH$_2$O 30秒間のリクルートメント）のいずれかに割り付けた．primary outcomeは，術後7日間に発生した重大な肺合併症（肺炎，侵襲・非侵襲的換気を要する急性呼吸不全）および肺外合併症（敗血症，重症敗血症，敗血症性ショック，死亡）とした．

■結果

　患者背景は両群で有意差を認めなかった．intention-to-treat解析において，重大な肺

合併症が肺保護戦略換気群では200症例中21症例（10.5％）に発生したのに対し，非肺保護戦略換気群では200症例中55症例（27.5％）であった〔相対リスク0.40（95％ CI 0.24-0.68），P＝0.001〕．術後7日間に，急性呼吸不全で非侵襲的換気または気管挿管を必要としたのは，肺保護戦略換気群の10症例（5.0％）に対し，非肺保護戦略換気群では34症例（17.0％）であった〔相対リスク0.29（95％ CI 0.14-0.61），P＝0.001〕．入院期間は肺保護戦略換気群が非肺保護戦略換気群よりも短かった〔平均差－2.45日（95％ CI －4.17-－0.72），P＝0.006〕．結果として腹部大手術を受ける中等度〜高度の肺合併症リスク患者に対する肺保護戦略換気は，非肺保護戦略換気と比較して，臨床転帰を改善し，医療コストを減少させることが明らかとなった．

コメント

　過去には麻酔器は単なる蘇生器として陽圧換気を行うだけの存在であったが，近年は多彩な機能が搭載され，人工呼吸器としてもきわめて有用な機種も存在する．集中治療領域で確立されたエビデンスは手術中の呼吸管理にも応用できる時代となり，麻酔科医はその変化に柔軟に対応することが求められる．今回の論文では麻酔中の肺保護戦略の有用性が示されたが，低いTV，PEEP，リクルートメントのいずれが有用なのかは判断できない．また，われわれの通常の呼吸もTV 6-8 ml/kg程度であることから，非肺保護戦略換気群のTV 10-12 ml/kg，PEEPなしという設定もかなり前時代的practiceだといえよう．

　2014年のLancet誌に，高いPEEP（12 cmH$_2$O）＋リクルートメントありと低いPEEP（2 cmH$_2$O以下）＋リクルートメントなしとを比較した論文が報告されたが，そこでは術後肺合併症には有意差がなく，むしろ低血圧，循環抑制が多くなるため，リクルートメントは不要と結論づけられた[1]．PEEPが高すぎるきらいもあるが，リクルートメントに関しては定期的に行うよりはflow volumeやpressure volume曲線を参考にコンプライアンスを考慮し，術前より悪化した場合や無気肺が考えられるときに実施することでよいのかもしれない．当然，慢性閉塞性肺疾患（COPD）やブラ多発の症例などでの実施も慎重であるべきであろう．

●参考文献

1) PROVE Network Investigators for the Clinical Trial Network of the European Society of Anaesthesiology. High versus low positive end-expiratory pressure during general anaesthesia for open abdominal surgery（PROVHILO trial）: a multicentre randomised controlled trial. Lancet 2014 ; 384 : 495-503.

Effect of mechanical ventilation mode type on intra- and postoperative blood loss in patients undergoing posterior lumbar interbody fusion surgery : A randomized controlled trial

Kang WS, et al. Anesthesiology 2016 ; 125 : 115－23

腹臥位脊椎手術において，従圧式換気は出血量を減少させる

鈴木　昭広

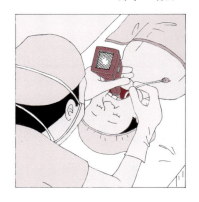

■背景

　腹臥位手術は腹圧の上昇に伴い，下大静脈の圧迫と静脈還流の減少による心拍出量の減少を来す．さらに，腹臥位は仰臥位と比べて左室コンプライアンスの低下，気道抵抗の増大，肺の動的コンプライアンスの低下を招き，腹臥位での脊椎手術の際に出血を増加させる可能性がある．近年，麻酔器には多彩な換気モードが搭載されるようになり，集中治療領域で行われる人工呼吸に近い管理が行えるようになってきた．従圧式換気(pressure controlled ventilation : PCV)は従量式換気(volume controlled ventilation : VCV)と比較して，同じ換気量を達成するための最高気道内圧が低く保たれることから，腹臥位の影響を軽減できる可能性がある．この論文は手術中の換気モードの違いPCV vs VCVが，術中，術後の出血に及ぼす影響を腰椎固定術(posterior lumbar interbody fusion : PLIF)で検討したものである．

■方法

　前向き無作為割り付け盲検並行群間試験．56名のPLIF予定患者をコンピュータでPCV群またはVCV群に割り付けた．麻酔導入後，腹臥位5分後，皮膚縫合時，仰臥位に戻ってから5分後に，血行動態と呼吸パラメータを測定した．また，手術終了時には術中の出血量，輸液投与量，尿量，輸血必要量を，術後24時間，72時間に出血量と輸血必要量を測定した．primary outcomeを術中出血量とした．PCV群では理想体重×8 mlの1回換気量(TV)を達成する圧設定とし，呼気終末陽圧(PEEP)は使用しなかった．VCV群ではPCVと同じ換気量の設定とした．

■結果

　術中出血量はPCV群でVCV群に比べ有意に減少した〔PCV群：平均253.0(四分位範囲179.0-316.5)ml vs VCV群：平均382.5(328.0-489.5)ml, P＜0.001〕．

ほかの測定項目では最大吸気圧が PCV 群で有意に低かった以外には差はなく，有害事象は認めなかった．

コメント

　本論文では，VCV 管理と比べて PCV では術中出血量が約 30％減少することが示され，麻酔中の呼吸管理の重要性を示す知見が得られた．考察では，やはり PCV による最高気道内圧の低下が静脈圧を低下させたことが原因であると述べられている．手術中は集中治療室での管理と異なり，筋弛緩の程度，術操作，気腹の有無などに応じて常に胸腹コンプライアンスが変化し続ける．PCV を選択すると常に TV が変動し続け，麻酔科医は Et_{CO_2} に応じた換気設定の微調整に忙殺されることとなる．個人的には術中管理は最高気道内圧が問題とならないかぎり VCV とし，確実な換気量を保証するほうがよいと考えていたが，脊椎手術に関しては考え直す必要がありそうである．ただ，すでに述べた仰臥位の腹部手術では肺保護換気の観点から PEEP が重要な要素の一つであるとする論文〔前項の文献 1）を参照〕があり，PEEP ゼロで管理した本論文とは相反する方針となることが興味深い．つまり，この結果を仰臥位手術にすぐに当てはめることはできず，PEEP ゼロはあくまで背側の肺の広がりを得やすい腹臥位脊椎手術では問題ないと考えるべきかもしれない．近年，PCV と VCV 両方の利点をもつ pressure controlled ventilation with volume guarantee という換気モードも登場し，最高気道内圧と PEEP との差である driving pressure を意識した術中呼吸管理の実践が求められるようになっている．専門医制度の変化で麻酔科医のサブスペシャリティとして集中治療専門医が位置づけられる予定であるが，麻酔と集中治療は分けて考えるべきではない連続した全身管理であることを意識させられる論文といえる．

Use of the Pentax-AWS in 293 patients with difficult airways
Asai T, et al. Anesthesiology 2009；110：898−904

多施設共同研究：
ビデオ喉頭鏡は困難気道対策に有用である

鈴木　昭広

■背景

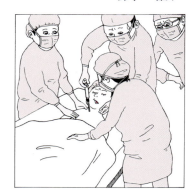

近年ではMacintoshなどの直視型喉頭鏡（第1世代）だけでなく，McGRATH® MACなどの間接視の喉頭鏡（第2世代），エアウェイスコープ®やエアトラック®，KingVision®などの間接視＋チューブガイドを有する第3世代喉頭鏡が利用可能となっている．2006年に登場したエアウェイスコープ®は困難気道に有用であるとする報告が逸話的なケースレポートで示されつつあったが，本論文は多施設共同でエアウェイスコープ®の使用実績と効果を検討したものである．

■方法

2006年から2008年までの2年間，7施設で調査を行った．マスク換気困難と挿管困難の両者とも認めない，あるいは挿管困難は予想されるがマスク換気困難は予想されない患者を対象とし，麻酔導入，筋弛緩後にMacintoshで気管挿管を試みた．Macintoshでの対応が困難でエアウェイスコープ®を用いた症例をグループ1，挿管困難，マスク換気困難の両者が予想される場合に最初からエアウェイスコープ®で対応した症例をグループ2とした．ここでいう困難とは，立ち会った上級医が喉頭の圧迫やブジーの使用も許容された状況で2度挿管に失敗，あるいはほかのデバイスが必要と判断した場合とした．初回挿管をほかの麻酔科医が失敗した場合は，上級医の挿管は1回までとした．グループ2においては2度までのエアウェイスコープ®挿管が許容された．

■結果

グループ1では270名の患者がMacintoshでの対応は困難と判断され，エアウェイスコープ®を用いて気管挿管した．初回のMacintoshでの喉頭展開所見はCormack分類でgrade 2が14名，grade 3が208名，grade 4が48名であった．一方，同じ患者に対してエアウェイスコープ®を用いた際の喉頭展開所見はgrade 1または2が

255名〔99.6%〔95%信頼区間(CI) 97.8-100%〕〕であった．エアウェイスコープ®での挿管成功例は270名中268名〔99.3%(95% CI 97.4-100%)〕であり，2回の施行で挿管できない患者は2名であった．グループ2ではエアウェイスコープ®の挿管成功例は23名中22名で，1名で挿管できなかった．その原因として，ブレードを喉頭蓋方向に進められない，チューブが披裂軟骨に向いてしまい気管方向に修正できない，口咽頭の出血や腫脹などが挙げられた．

コメント

　エアウェイスコープ®を用いれば，Macintoshで対応が困難な事例，困難気道が予想される事例であってもきわめて高い成功率で気管挿管できることが示された．困難事例の99.3%が解決することを考えれば，そもそもMacintoshをファーストラインで用い，エアウェイスコープ®をセカンドラインとしてバックアップに用いるという考え自体を，見直す必要があるのではないだろうか．Macintoshで喉頭展開や挿管が困難であることを予想することは難しく，従来の方法はほとんど当てにならない．オランダの188,064人のデータベース解析でも，挿管困難であった3,391人のうち93%が予期しないものであったとされ，逆に挿管困難と予測した929人のうち実際に困難だったのは25%にすぎなかった[1]．また，Macintoshで粘ったあげくビデオ喉頭鏡を用いても，すでに出血や軟部組織の腫脹などで時機を逸して有効に活用できない事例も多い[2]．米国麻酔科学会の困難気道ガイドラインでも，最初からビデオ喉頭鏡を使用することを考慮せよ，と記載されている．Macintoshで対応困難な頻度とエアウェイスコープ®で対応困難な頻度を考えた場合，後者のほうが圧倒的に低いことから，むしろMacintoshこそが気管支鏡などと並びセカンドラインとして利用される時代にあるのではないだろうか．

●参考文献
1) Nørskov AK, et al. Diagnostic accuracy of anaesthesiologists' prediction of difficult airway management in daily clinical practice : a cohort study of 188064 patients registered in the Danish Anaesthesia Database. Anaesthesia 2015 ; 70 : 272-81.
2) Tachibana N, et al. Incidence of cannot intubate-cannot ventilate (CICV) : results of a 3-year retrospective multicenter clinical study in a network of university hospitals. J Anesth 2015 ; 29 : 326-30.

Emergency cricothyrotomy performed by surgical airway-naive medical personnel : A randomized crossover study in cadavers comparing three commonly used techniques

Heymans F, et al. Anesthesiology 2016 ; 125 : 295−303

初心者が最も確実に緊急外科的気道確保ができる方法は，外科的切開である

鈴木　昭広

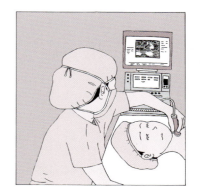

■背景

　現在，英国，米国，日本をはじめ各種の困難気道ガイドラインが cannot intubate, cannot ventilate（CICV）の場合に外科的気道確保を最終手段とするよう求めている．しかし，緊急の輪状甲状靱帯の穿刺や切開を経験する機会は実臨床ではほとんどなく，どの器具あるいは手法を指導すべきかも明確になっていない．この論文では外科的気道確保の経験がない初心者において，cadaver を用いて3つの輪状甲状靱帯穿刺手技（外科的切開法，1回穿刺法，セルジンガー法）を実施させ，どの方法が最も有用かを比較・検討した．

■方法

　外科的気道確保に関する事前の知識をもたない医学生 20 名を対象とした．訓練の後，①メスを用いた外科的切開法，② QuickTrack II を用いた1回穿刺法，③ Melker を用いたセルジンガー法を順序ランダムに 60 体の cadaver に対して実施させた．

　①外科的切開法は皮膚と皮下軟部組織を切開した後，指で輪状甲状靱帯を同定し，メスで切開，鈍的に拡張し，フックで輪状軟骨を前下方に牽引しながらカニューレ（外径 9.4 mm）を挿入する．

　② QuickTrack II は静脈留置針に類似した穿刺器具であり，皮膚切開を要せずに1回の穿刺で直接気管内に内針とカニューレ（外径 7.6 mm）を挿入し，穿刺後に内針を抜去して完了する．

　③ Melker はセルジンガー法を利用した鈍的拡張を伴う穿刺器具である．皮膚切開を行った後，穿刺針で気管内の空気を吸引することで穿刺を確認し，ガイドワイヤー挿入，ダイレーター拡張の後，カニューレ（外径 8.2 mm）を挿入する．

　手技の所要時間，成功率，合併症頻度を測定した．成功は"3 分以内に気管内に正しく留置できた場合"と定義した．適切な留置はカニューレを介して気管支鏡で確認し，疑わ

しい場合は喉頭鏡と気管支鏡を用いて声門経由で正しく留置されているかどうかを検証した．その後，カニューレを抜去して外傷などの合併症を確認した．

■結果

外科的切開法，QuickTrack II，Melker それぞれの成功率は 95，55，そして 50% であった（P = 0.025）．失敗のほとんどはカニューレの誤挿入であった（15/20 症例）．成功事例における平均所要時間は外科的切開法（94 ± 35 秒），1 回穿刺法（77 ± 34 秒），セルジンガー法（149 ± 24 秒）で外科的切開法がそのほかの方法に比べて有意に短かった（P < 0.001）．3 分以上要したものを 1 回穿刺法で 3 例，セルジンガー法で 6 例認めた．いくつかの重大な合併症が成功事例にも認められた．合併症の内訳としては気管後壁損傷，食道穿孔，気管外穿刺，カニューレの咽頭挿入などである．cadaver の身体的特徴は痩せ型と大型で二分したが，成功率には関連していなかった．

コメント

外科的気道確保の経験がない初心者において，外科的切開法がほかの外科的気道確保に比べて早く安全に実施できる，という結果が得られた．しかし，cadaver での結果をそのまま実臨床に当てはめることができるであろうか．麻酔中，CICV に陥ることはきわめてまれで，スキルを育むことがそもそも難しい．マネキンやブタの喉頭で練習するしかないが，cadaver はマネキン同様出血しない．ただでさえメスを持ち慣れていない麻酔科医が，CICV の緊急時に患者を切開することができるか，出血をいとわず手技を進められるかというと，甚だ疑問といわざるをえない．1 回穿刺で済む QuickTrack II は本来理想的な器具であり，静脈留置針同様の構造のため麻酔科医にもなじみ深いが，所要時間は短くても約半分が失敗していた．次に麻酔科医が熟練しているセルジンガー法を用いる Melker に至っては所要時間が長く，失敗が多いという惨憺たる結果となった．

英国の困難気道ガイドラインでは，緊急気道アクセスに関して，"触知による輪状甲状靱帯の同定は困難な場合でも超音波を利用すれば容易であるため，その使用と訓練を推奨する"と，テクノロジーを利用して成功率を高める方向に舵を切っている．本論文はそれとは逆の方向に進んでおり，結局，昔からある外科的切開法で指の触知により靱帯を探すほうがよい，と結論づけている．メスを使う敷居が高くなる時代背景のなかで，本論文が示す"最強"の気道確保法である外科的切開法をどのようにマスターすべきか．ほかの多くの手技同様に，超音波とセルジンガー法で代替できないのか．CICV の最悪のシナリオにおいて，まだまだ考えるべきことは多い．

循環管理

Relationship between intraoperative mean arterial pressure and clinical outcomes after noncardiac surgery : Toward an empirical definition of hypotension
Walsh M, et al. Anesthesiology 2013 ; 119 : 507-15

非心臓手術において，術中平均血圧 55 mmHg 未満が継続すると術後アウトカムが悪化する

平田　直之

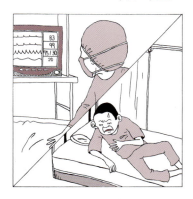

■背景

　術中低血圧は虚血再灌流傷害を生じ，さまざまな臓器機能障害をもたらす可能性がある．特に虚血再灌流傷害を受けやすい臓器として，腎臓と心臓が挙げられる[1]．非心臓手術の術後に，クレアチニン[2]やトロポニン[3]などのバイオマーカーが上昇すると，生存率などの術後長期予後を悪化させることが報告されている．一方，どの程度の術中低血圧が，どのくらい継続すれば虚血再灌流傷害を生じやすいのかについてはよく分かっていない．本研究では，非心臓手術を対象として，術中平均血圧およびその継続時間が術後急性腎障害と心筋傷害に及ぼす影響について検討した．

■方法

　クリーブランドクリニックで非心臓手術を受けた 33,330 症例の周術期データ(2005 年 6 月-2010 年 9 月)を解析した．術後急性腎障害の基準は，血清クレアチニン値の変動で評価し，手術直前の値と術後 7 日以内の最大値を解析に用いた．Acute Kidney Injury Network によるステージ分類を用い，術前と比較して術後に血清クレアチニンが 1.5 倍以上上昇した場合，または 0.3 mg/dl 以上上昇した場合を術後急性腎障害とした．心筋傷害のバイオマーカーとしては，一般的な基準[3]により，術後 7 日以内にトロポニン T が 0.04 μg/l 以上，または CK-MB が 8.8 ng/ml 以上の値を示した場合に術後心筋傷害とした．また，術後心血管合併症(術後心筋梗塞，心不全，末梢血管障害，脳卒中など)の発生率および術後 30 日以内の死亡率についても調べた．術中血圧の解析として，55 mmHg 未満，55-59 mmHg，60-64 mmHg，65-69 mmHg，70-74 mmHg，75 mmHg 以上を示した合計時間と術後急性腎障害，心筋傷害の発生率をもとに合併症を引き起こす平均血圧の閾値を算出した．また，術後合併症を発生させる閾値血圧の継続時間と合併症発生率の関連についても検討した．

■結果

　術後急性腎障害発生率は7.4％，心筋傷害の発生率は2.3％，術後心血管合併症の発生率は2.8％，30日以内の死亡率は1.5％であった．術後腎障害および心筋傷害を生じる術中平均血圧の閾値は55 mmHg未満であった．平均血圧が55 mmHg未満を示す要因として，年齢，性別，チャールソン併存疾患指数，輸血量，出血量，ヘモグロビン値，緊急手術などが挙げられた．それらの要因を補正して行った解析においても，55 mmHg未満の術中平均血圧は術後急性腎障害と心筋傷害の独立因子であった．平均血圧が55 mmHgを一度も下回らなかった場合と比較した場合，平均血圧55 mmHg未満の継続時間と術後腎障害発生のオッズ比(odds ratio：OR)は，1-5分継続1.18〔95％信頼区間(CI)1.06-1.31〕，6-10分継続1.19(95％ CI 1.03-1.39)，11-20分継続1.32(95％ CI 1.11-1.56)，20分継続1.51(95％ CI 1.24-1.84)であった．また，心筋傷害発生のORは，1-5分継続1.30(95％ CI 1.06-1.5)，6-10分継続1.47(95％ CI 1.13-1.93)，10-20分継続1.79(95％ CI 1.22-2.39)，20分以上継続1.82(95％ CI 1.31-2.55)であった．また55 mmHg未満の時間が20分を超えた場合，30日以内の死亡率のORは1.79(95％ CI 1.21-2.65)であった．術後急性腎障害や心筋傷害および心血管合併症は術後の長期予後に影響を与えるため，術中血圧は少なくとも55 mmHg以上に保つ必要がある．

■コメント

　術中低血圧が予後に関与するということは，これまでさまざまな報告がなされているが，具体的にどの程度の術中平均血圧が，合併症を生じる要因になるのかは，よく分かっていなかった．本論文は，非心臓手術において，合併症を生じるリスクのある術中平均血圧値を具体的に示した点で有用と考える．最近では，年齢，術前の活動度，米国麻酔科学会(ASA)術前全身状態分類，腎機能，手術の種類などで術後の合併症リスクを評価することが多い．これらの指標は予後を予測するうえで有用とされるが，麻酔科医がコントロールできる事項ではない．術中血圧は，麻酔科医がコントロールできる指標であり，本研究で示された術中血圧を一つの目安とすることで，より望ましい周術期管理が可能となるかもしれない．今後，本研究に基づいた前向き検討が待たれる．

●参考文献

1) Devereaux PJ, et al. Effects of extended-release metoprolol succinate in patients undergoing non-cardiac surgery (POISE trial)：a randomised control trial. Lancet 2008；371：1839-47.
2) Bellomo R, et al. Defining and classifying acute renal failure：from advocacy to consensus and validation of the RIFLE criteria. Intensive Care Med 2007；33：409-13.
3) Devereaux PJ, et al. Association between postoperative troponin levels and 30-day mortality among patients undergoing noncardiac surgery. JAMA 2012；307：2295-304.

Intraoperative hypotension is associated with myocardial damage in noncardiac surgery

Hallqvist L, et al. Eur J Anaesthesiol 2016 ; 33 : 450-6

術中収縮期血圧が，術前よりも 50% 低下した状態が 5 分以上継続すると心筋傷害を生じやすい

平田　直之

■背景

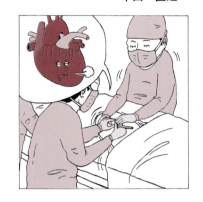

　周術期の心筋傷害や心筋梗塞は，術後合併症の発生率や死亡率を増加させることが報告されてきた．高齢患者ではそのリスクが高く，周術期では心筋酸素需給バランスの破綻がその原因となる[1]．非心臓手術における周術期心筋梗塞による院内死亡率は 15-28% と非常に高い[2]．周術期心筋梗塞は，特異的な症状がないこと，発症しやすい 24-48 時間は麻酔薬の効果が残存していることなどから早期診断が難しいとされる．そのためトロポニンのようなバイオマーカーを用いた診断が広く行われている．本研究では，非心臓手術において術後，高感度トロポニン T を測定することで心筋傷害を同定し，心筋傷害や心筋梗塞に関連する術前危険因子と術中イベントの関連について検討した．

■方法

　カロリンスカ大学病院(スウェーデン)で施行された非心臓大手術患者を対象とし，観察コホート研究(2012 年 10 月-2013 年 5 月)で解析した．術前危険因子，術中低血圧(術前収縮期血圧の 50% 以下の収縮期血圧が 5 分以上継続)，術中低酸素症(Sp_{O_2} < 90% が 5 分以上継続)，術中頻脈(術前より 30 bpm 以上上昇した脈拍が 5 分以上継続)，出血量，術後 24 時間の輸液バランスなどを解析した．術後 22 時間の時点で高感度心筋トロポニン T(high-sensitivity cardiac troponin T : hs-cTnT)を測定した．全症例で術前に 12 誘導心電図を解析し，術後は心筋虚血を疑わせる所見があった場合に解析した．hs-cTnT が 14 ng/l を上回った場合に心筋傷害と診断した．周術期心筋梗塞は，European Society of Cardiology/American College of Cardiology のコンセンサスに基づいて，トロポニンの上昇に加えて虚血症状，新規の心電図変化(Q 波，左脚ブロック，再分極の変化)，局所壁運動異常(または冠動脈インターベンション)のいずれかを認めた場合に診断された．術後 30 日以内に生じた心筋梗塞症例について解析し，術前合併症，術中イベントと術後の心筋傷害，心筋梗塞発生率，死亡率(術後 30 日以内と 6 カ月)と

の関連について解析した．

■**結果**

　300名の患者のコホート解析の結果，90名（30%）が術後1日目に心筋傷害を呈していた．また15名（5%）が術後30日以内に心筋梗塞を発症した．心筋梗塞を発症した患者の87%は術後7日以内に発症し，30日および6カ月の術後死亡率はそれぞれ1.7%，4%であった．術後心筋傷害のあった症例で，心筋梗塞を合併した症例の大半が術中低血圧を呈していた．術中低血圧を示した患者（34名）のうち，62%（21名）が術後心筋傷害を生じ，25%（8名）が術後心筋梗塞を発症した（P＜0.001）．多変量ロジスティック回帰分析を行った結果，術後心筋傷害の独立因子として，術中低血圧：オッズ比（OR）4.4，年齢（80歳以上）：OR 8.4，術前心電図異常：OR 2.9，ASA術前全身状態分類＞2：OR 2.4，慢性心不全：OR 8.7，術前クレアチニン79 μmol/l以上：OR 3.8などが挙げられた．術前の降圧薬〔アンジオテンシン変換酵素（ACE）阻害薬，β遮断薬，Ca拮抗薬〕の使用は術中低血圧および術後心筋傷害との関連を認めなかった．

■**コメント**

　非心臓手術において，術中低血圧（術中収縮期血圧が術前よりも50%以下まで低下した状態が5分以上継続）は，術後の心筋傷害および周術期心筋梗塞のリスクとなることが示された．本研究では，非心臓大手術での術後心筋障害の発生率が30%，さらに心筋梗塞発症率が5%であった．これは，われわれが日常臨床で遭遇する合併症頻度よりも多い印象であり，正確な診断のためにはトロポニンを用いた術後経過の観察が必要であることを示唆している．一方，術後心筋梗塞を生じた患者のうち，術後1日目のhs-cTnTの上昇を認めたのは23%にとどまっていた．ほとんどの術後心筋梗塞が48時間以内に生じる[3]ことを考慮すると，術後2日目までの測定が望ましいのかもしれない．本研究の重要なポイントは，術後のバイオマーカー測定以前に麻酔科医ができることは何かを示した点であろう．すなわち，術中血圧管理も予後に影響を及ぼす因子として重要であり，前項で示した論文が55 mmHg未満という画一的な値を定義しているのに対して，本研究では術前血圧を基準にしており，より臨床的といえる．

●**参考文献**

1) Landesberg G, et al. Perioperative myocardial infarction. Circulation 2009 ; 119 : 2936-44.
2) Botto F, et al. Myocardial injury after noncardiac surgery : a large, international, prospective cohort study establishing diagnostic criteria, characteristics, predictors, and 30-day outcomes. Anesthesiology 2014 ; 120 : 564-78.
3) Devereaux PJ, et al. Characteristics and short-term prognosis of perioperative myocardial infarction in patients undergoing noncardiac surgery : a cohort study. Ann Intern Med 2011 ; 154 : 523-8.

One-year mortality, causes of death, and cardiac interventions in patients with postoperative myocardial injury

van Waes JA, et al. Anesth Analg 2016 ; 123 : 29-37

術後心筋傷害は1年後の生存率を低下させるが，その死因は心臓以外が原因であることが多い

平田 直之

■ 背景

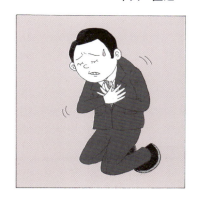

　術後の心血管合併症は，非心臓手術後の合併症発生率や死亡率を悪化させる[1]．非心臓手術における術後心筋梗塞の発生率は3-6％とされているが，具体的な予防策は明らかにされていない．そのため，心筋傷害を早期認識し，心筋梗塞を早期に加療することが是とされてきた．前項でも述べたように，周術期心筋傷害を早期に認識するには，術後のトロポニン測定のルーチン化が有用である．本研究では，非心臓手術患者におけるトロポニン測定の有用性を評価するために，心筋傷害と診断された患者に対して心臓専門医による精査を行った．術後心筋傷害は30日程度の短期予後を悪化させることは知られているが，長期予後についてはよく分かっていない．そこで，術後心筋傷害と長期予後（1年後死亡率，死亡原因）との関連を調べた．さらに，術後トロポニン測定と心臓専門医による精査および加療との関連についても検討した．

■ 方法

　ユトレヒト大学医療センターで非心臓手術が施行された60歳以上の患者3,224名を対象とし，観察コホート研究を行った．トロポニンIを術後3日間，ルーチンに測定し，トロポニンIが0.06μg/l以上のときに主治医へ連絡した．心電図検査など，さらなる精査や心臓専門医にコンサルトするかどうかは主治医が判断した．研究途中で，プロトコールを一部変更し，トロポニンの上昇を認めた症例は，すべて心臓専門医による精査を行った．術前，術後のデータを解析し，術前全身状態，心血管リスク，トロポニン値，1年以内の死亡などについて調べた．回帰分析を行い，心筋傷害と1年後の生存率，院内心筋梗塞発生率，心臓死（心停止，心不全）との関連性を調査した．さらに術後トロポニン値の違いが心臓専門医の診断や加療と関連しているかどうかについても検討した．

■結果

　術後心筋傷害は22％（715名）の患者で認められた．1年後死亡に対する術後トロポニン値の相対リスク（relative risk：RR）は，トロポニン値の程度により異なっており，軽度トロポニン上昇（RR 1.4，P＝0.004），中等度トロポニン上昇（RR 1.6，P＜0.001），高度トロポニン上昇（RR 2.2，P＜0.001）であった．1年以内の心臓死は，それぞれのトロポニン上昇レベル別に，軽度3％，中等度5％，高度11％で生じたが，術後心筋傷害を生じなかった（＝トロポニン上昇のない）患者における心臓死亡率も3％（P＝0.059）であり，術後トロポニン上昇は1年後の心臓死リスクを予想する因子とはならなかった．術後心筋傷害のあった患者の死亡原因は，敗血症（20％），脳血管障害（15％），心疾患（11％）で，心筋傷害のなかった患者の死亡原因のほとんどはがん（43％）であった．心臓専門医による精査は，術後，トロポニンが上昇した患者の41％（290/715名）で行われた．精査した患者の41％（119/290名）は術前から存在する心臓の器質的異常（頻脈，虚血性心疾患，心筋症，左室肥大など）のためにトロポニンが上昇したと考えられ，周術期要因（貧血，異常高血圧，頻脈，低血圧，敗血症，炎症など）により心筋傷害を来した患者は28％（81/290名）と考えられた．術後心筋梗塞は8％（23/290名）で発症したが，すべての患者が術前から心合併症を有していた．術後心筋傷害を認めた患者のうち，術後に新たに薬物投与などの加療が開始された患者は16％（111/715名）にとどまった．

コメント

　致死的合併症である周術期心筋梗塞を予防するためには，早期発見と早期治療が重要である[2)3)]．本研究では，術後心筋傷害が1年後の総死亡率と関連していることが示された一方，心臓関連死との関連は認められなかった．貧血や血行動態異常などの周術期要因が原因で術後心筋傷害を示した症例の死因の多くは，敗血症や脳血管障害であった．敗血症や脳血管障害は交感神経活動亢進の要因であり，心悸亢進の結果としてトロポニンが上昇した可能性が考えられる．すなわち，"術後心筋傷害＝心臓疾患および心筋梗塞のリスク" と短絡的に考えるのではなく，患者の全身状態を踏まえたうえで，各症例に応じた治療戦略を考慮する必要性があることを本論文は示唆している．

●参考文献

1) Landesberg G, et al. Perioperative myocardial infarction. Circulation 2009；119：2936-44.
2) Devereaux PJ, et al. Characteristics and short-term prognosis of perioperative myocardial infarction in patients undergoing noncardiac surgery. A cohort study. Ann Intern Med 2011；154：523-8.
3) van Waes JR, et al. Myocardial injury after noncardiac surgery and its association with short-term mortality. Circulation 2013；127：2264-7.

Intraoperative mean arterial pressure variability and 30-day mortality in patients having noncardiac surgery

Mascha EJ, et al. Anesthesiology 2015 ; 123 : 79-91

非心臓手術における術中血圧変動は,予後を悪化させない

平田 直之

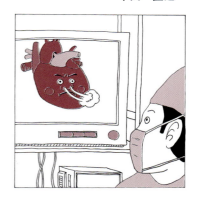

■背景

非心臓手術においては,術中血圧が臓器傷害や死亡率に影響を与えることがよく知られており,前項までにその病態生理や術中血圧の閾値,長期予後について述べてきた.一方,術中血圧変動が予後へ及ぼす影響についてもいくつか研究がなされており,心臓手術において術中収縮期血圧が適正な値から大きく逸脱すると,予後に悪影響を及ぼすことが報告されている[1].ある程度の血圧変動は生理的に生じ,自律神経活動の指標でもあるが,術中血圧変動が予後に及ぼす影響についてはほとんど知られていない.本研究では,術中血圧変動と術中血圧の関係,そして術中血圧変動が予後に影響するのかどうかを検討した.

■方法

クリーブランドクリニックで行われた非心臓手術(2005年1月-2012年12月)で1時間以上を要した104,401症例を対象とし,術前と術中のさまざまなデータを電子カルテより抽出・解析した.交絡因子を調整したモデルを用いて,術中の時間加重平均動脈圧(time-weighted average intraoperative mean arterial pressure:TWA-MAP)と術中平均血圧変動値〔1分あたりの血圧変動値の平均として算出;generalized average real variability of MAP(ARV-MAP)〕と30日死亡率の関連を検討した.

■結果

30日死亡率は1.3%(1,348/104,401名)であった.TWA-MAPは84±10mmHg,ARV-MAPは2.5±1.3mmHg/minであった.高齢患者,合併症を有する患者,緊急手術症例でARV-MAPが高い傾向にあった.TWA-MAPとARV-MAPの相関係数は0.20であったことから,ARV-MAPは術中血圧と独立した因子と考えられた.TWA-MAPは30日死亡率と強い相関を認め,TWA-MAPが80mmHgから

50 mmHgへ低下すると死亡率は3倍以上となった．MAP＜50，55，60，70，80 mmHgの累積期間は30日死亡率増加と関連していた（P＜0.001）．ARV-MAPはTWA-MAPで補正した場合に30日死亡率と関連していた（P＝0.033）．ARV-MAPの中央値（2.3 mmHg/min）と比較した場合，low ARV-MAP（1.6 mmHg/min：25パーセンタイル）では30日死亡率のオッズ比（OR）が1.14〔95％信頼区間（CI）1.03-1.25，P＝0.01〕であったのに対し，high ARV-MAP（3.2 mmHg/min：75パーセンタイル）ではORが0.94（95％ CI 0.88-0.99，P＝0.018）であった．また，ARV-MAP（mmHg/min）を5段階（≦1，1-2，2-3，3-4，＞4）に分類した場合，30日死亡率のORはARV-MAPが高いほど減少した（それぞれ1，0.85，0.79，0.70，0.69，P＝0.015）．術中の平均血圧が低いことが30日死亡率に強く関連していた一方で，術中血圧変動が少ない場合に，死亡率と軽度関連していた．

コメント

　本研究では，術中血圧変動が術中血圧とは独立して30日死亡率に関連することを示した点で新規性がある．血圧と比較すると血圧変動が死亡率へ及ぼす影響は軽度であるため，著者らは術中の短時間の血圧の上下ではなく，全体を通した平均血圧に注目するよう述べている．一般的に，術中血圧変動が大きいほうが予後を悪化させるような印象があるが，本研究の結果では，血圧変動の大きさは予後悪化の因子とはいいがたく，むしろ予後を改善する可能性が示されている．心拍変動解析では，変動が小さいことは自律神経機能が低下していることを示し，予後を悪化させることがよく知られている[2]．血圧変動も自律神経活動に制御されていることから，血圧変動が小さい患者ほど血圧調節能が低下しているために予後が悪化する可能性が考えられる．本研究では，術中平均血圧が低い場合に血圧変動も小さかったことから，低血圧が予後に影響した可能性がある．

● 参考文献
1) Aronson S, et al. Intraoperative systolic blood pressure variability predicts 30-day mortality in aortocoronary bypass surgery patients. Anesthesiology 2010 ; 113 : 305-12.
2) Nolan J, et al. Prospective study of heart rate variability and mortality in chronic heart failure : results of the United Kingdom heart failure evaluation and assessment of risk trial（UK-heart）. Circulation 1998 ; 98 : 1510-6.

Intraoperative arterial blood pressure lability is associated with improved 30 day survival

Levin MA, et al. Br J Anaesth 2015 ; 115 : 716-26

術中の血圧不安定性は，30 日生存率と関連する

平田　直之

■背景

　麻酔導入や気管挿管などの処置により動脈圧は刻々と変化する．この変化の程度を"血圧不安定性"と定義する．高血圧患者では，麻酔中や手術中にしばしば血圧不安定性を示す．多くの麻酔科医は，たとえ短時間でも血圧不安定性が大きい場合は心血管合併症発生率などの予後を悪化させると考えているかもしれない[1]．前項までの論文についても述べたように，術前血圧と比較して術中血圧が低い場合，予後へ悪影響を及ぼすことが多く報告されている．しかしながら，術中における血圧不安定性が予後に及ぼす影響についてはよく分かっていない．

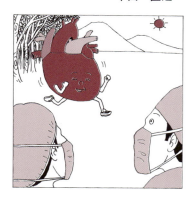

■方法

　本研究では，2008 年 1 月から 2012 年 12 月までに行われた非心臓手術 52,919 症例を後ろ向きに調査した．麻酔記録より，術前から有する合併症，内服薬，周術期データ（入院期間，麻酔方法，輸血の有無）を，さらに高血圧患者では内服薬の有無や薬剤の種類についても調査した．麻酔導入前および術中の血圧を電子麻酔記録より抽出した．血圧不安定性は，連続する 5 分間隔の平均血圧の変化率の絶対値として算出した．平均血圧変化率が 6-10，11-15，16-20，21-25，25 ％以上であった回数を測定した．多重ロジスティック回帰分析を用いて血圧不安定性と 30 日死亡率の関連について誘導コホートと検証コホートの解析を行った．

■結果

　誘導コホート解析では，53 ％の患者が高血圧を合併し，42 ％の患者が降圧薬を内服していた．97 ％の患者で平均血圧変化率が 10 ％を超えるエピソードがあり，その回数の中央値は 9（25-75 パーセンタイル：5-14）であった．高血圧患者では，平均血圧変化率が 10 ％および 20 ％を超えた回数〔＞ 10 ％：10（5-15），＞ 20 ％：3（1-6）〕が

非高血圧患者〔＞10％：8(5-12)，＞20％：2(1-4)〕よりも多かった(P＜0.0001)．アンジオテンシン変換酵素阻害薬やアンジオテンシン受容体阻害薬を内服している患者の血圧不安定性が最も大きく，何も内服していない高血圧患者で最も小さかった．すべての症例における30日死亡率は1.22％であった．多重ロジスティック回帰分析の結果，平均血圧変化率＞10％，平均血圧＜50 mmHg，平均血圧＞120 mmHgなどの項目が30日死亡率や術後心筋梗塞発生率と関連していた．そこで，平均血圧変化率＞10％のエピソードと30日死亡率との関連をさらに検討した．その結果，降圧薬を内服していない患者では，平均血圧変化率＞10％のエピソード数は30日死亡率の減少との関連を示し，オッズ比(OR)0.95〔95％信頼区間(CI)0.93-0.99，P＜0.0001〕，検証コホートにおいても，OR 0.96(95％ CI 0.93-0.99，P＝0.01)であった．内服していない高血圧患者に限るとOR 0.96(95％ CI 0.93-0.99，P＝0.002)であった．降圧薬の内服は種類によらず，この効果を減弱させた．さらに，降圧薬を内服していない患者で，血圧変化率＞10％のエピソードが9回(全体の中央値)生じた患者では，一度も生じなかった患者と比較した場合に，30日死亡率のORが0.61(95％ CI 0.48-0.79，P＜0.001)であった．

コメント

　術中の血圧変化が大きいと，予後を悪化させるどころか改善することが示唆された．一般的に血圧変化が大きければ，血行動態が不安定と認識されるため，予後を悪化させるような印象がある．著者らも研究前にはそのように予想していたようだが，得られた結果は逆であった．前項のMaschaらと同様の結果ともいえる．このような結果が生じた背景として，自律神経活動の活性度が関係していると考えられる．心血管系合併症を有する患者では，自律神経機能が保たれているほうが，合併症発生率や死亡率などの長期予後が良好であることはよく知られている[2]．つまり，術中に，より急激な血圧変化が生じた症例ほど，自律神経活動が維持されていることを示しており，結果として良好な転帰が得られたのかもしれない．従来，術中血圧変動は少ないほうが"良い麻酔"と考えられてきた．さらに，最近ではレミフェンタニルなどの使用により，術中血圧変化が抑えられた麻酔が一般的に行われている．本研究は，血行動態の"見た目が良い"最近の麻酔が，予後に本当に良いのかどうか，再考を促す論文ではないだろうか．

● 参考文献
1) Goldman L, et al. Risks of general anesthesia and elective operation in the hypertensive patient. Anesthesiology 1979 ; 50 : 285-92.
2) La Rovere MT, et al. Baroreflex sensitivity and heart-rate variability in prediction of total cardiac mortality after myocardial infarction. ATRAMI(Autonomic Tone and Reflexes After Myocardial Infarction)Investigators. Lancet 1996 ; 351 : 478-84.

9

麻酔合併症

Aspirin in patients undergoing noncardiac surgery
Devereaux PJ, et al. N Engl J Med 2014 ; 370 : 1494-503

非心臓手術患者に対する周術期アスピリン投与は死亡率に影響しないが，術後大出血の危険性を高める

田村　貴彦／河野　崇

■背景

人口の高齢化に伴い，術前にアスピリンを投与されている患者は増加している．しかし，こういった患者でアスピリンを継続するかあるいは中止するかについては明確な基準がなく，緊急手術時など，その対応にとまどうことも少なくない．本研究では，周術期のアスピリン投与が非心臓手術患者の合併症および死亡率に及ぼす影響について，国際多施設共同（23カ国，135施設）ランダム化二重盲検プラセボ対照試験で検証した．

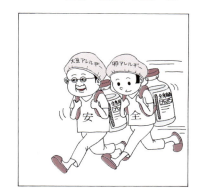

■方法

2010年7月-2013年12月に血管系合併症を有する非心臓手術予定患者10,010名を対象としてperioperative ischemic evaluation 2（POISE-2）trialが施行された．対象患者は無作為に，アスピリンまたはプラセボ投与，あるいはクロニジンまたはプラセボ投与群に均等に振り分け，検証されている（2×2要因試験デザイン）．本論文では，POISE-2 trialのうちアスピリン試験のデータを解析している．術前にアスピリン治療を受けていない群（開始群：5,628名）と術前からアスピリン治療を受けていた群（継続群：4,382名）に層別化した．手術直前からアスピリン200mgあるいはプラセボの初期内服を開始し，開始群では100mg/dayで30日間，継続群は7日間投与し，その後は通常のアスピリン治療を再開した．出血，致死的合併症が発生した場合はアスピリンを中止した．主要転帰項目は無作為割り付け後30日の死亡率と非致死的心筋梗塞とした．

■結果

アスピリン投与群は4,998名，プラセボ投与群は5,012名（平均年齢は両群ともに68.6歳）で，対象の99.9%で30日間の追跡調査を完遂した．継続群では手術7日前（中間値）にアスピリンが中止されていた．主要複合転帰事象（死亡または非致死的心筋梗塞）は，アスピリン群の7.0%（351名），プラセボ群の7.1%（355名）で発生したが，両

群間に有意差はなかった［アスピリン群のハザード比 0.99〔95％信頼区間（CI）0.86-1.15〕，P ＝ 0.92］．一方，術後大量出血はアスピリン群の 4.6％（230 名），プラセボ群の 3.8％（188 名）で発生し，プラセボ群に比べてアスピリン群で有意に多かった〔アスピリン群のハザード比 1.23（95％ CI 1.01-1.49），P ＝ 0.04］．最も多かった出血源は手術部位（78.3％），ついで消化管（9.3％）であった．脳梗塞発症の頻度はアスピリン群（0.3％）とプラセボ群（0.4％）で有意差はなかった．

■結語

　術前と術後早期のアスピリン治療は，死亡あるいは非致死的心筋梗塞の発症率に影響しないが，術後大出血の危険性を高めた．

コメント

　周術期心筋梗塞の発症は予後不良であることが知られている．周術期心筋梗塞の病態機序については議論があるが，冠動脈血栓症による可能性が否定できない．したがって，わが国の"非心臓手術における合併心疾患の評価と管理に関するガイドライン"では，虚血性心疾患に対して抗血小板治療を受けている患者に対しては，原則的に周術期アスピリン治療の継続が望ましいとされている．しかし，本研究から，血管リスクの高い非心臓手術患者における周術期アスピリン治療が，術後 30 日間の心筋梗塞など致死的な合併症リスクに影響がないことが高いエビデンスとして示された．これは，周術期心筋梗塞の主要な病態は冠動脈血栓症ではなく，ほかの要因，例えば酸素需給バランスの不均衡などによるところが多いことを示唆している．さらに本研究では，周術期のアスピリン使用がプラセボ投与群と比較して大量出血の頻度を有意に上昇させた．つまり，周術期のアスピリン使用は周術期心筋梗塞の予防にならないばかりか，出血のリスクを増加させることが示された．この効果は開始群と継続群で変わらなかったことから，少なくともアスピリンが術前に投与されていない患者にあえて周術期にアスピリンを投与することは，患者の不利益となると考えられる．ただし，本研究では，術前 6 週間以内の金属ステント留置および 1 年以内の薬剤溶出性ステント留置は対象から除外されている．これらの症例では，周術期のアスピリン治療は心筋梗塞やステント再狭窄の予防に有効と考えられるので，注意が必要である．また，欧米で行われた今回の研究結果が日本でも同じかどうかという点が気になるところである．

Unplanned, postoperative intubation in pediatric surgical patients : Development and validation of a multivariable prediction model
Cheon EC, et al. Anesthesiology 2016 ; 125 : 914-28

小児の非心臓手術患者での予期しない術後挿管の頻度は成人と同等であり，30日死亡率の増加と関連している

田村　貴彦／河野　崇

■背景

成人患者において，術後の予期しない挿管（unplanned postoperative intubation : UPI）は，死亡率の増加やコストの増加に関連することが報告されている．しかし，小児非心臓手術患者でのUPIの発生予測因子およびその転帰についてはこれまで十分に調べられていない．そこで，著者らは小児非心臓手術患者の術後30日のUPIについて検証した．

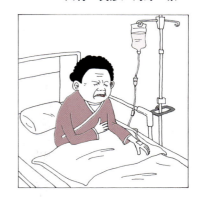

■方法

カルテレビューと患者への聞き取りをもとにした多項目にわたるデータベースである米国外科学会の手術の品質改善プログラム（National Surgical Quality Improvement Program : NSQI）の18歳未満の小児データを用いて検討した．対象となった87,920名について独立因子を確定するための患者群（導出群：n＝58,614，66.7％）とその独立因子の妥当性を検証する患者群（検証群：n＝29,306，33.3％）に分けて解析した．術後72時間までのUPIの発生率を求めるとともに，その予測因子について多変量ロジスティック回帰モデルを用いて検証した．UPIは，術後に予期しない気道確保が必要となり，気管挿管あるいは声門上器具を使用した場合と定義した．

■結果

早期のUPIの発生率は，両群で0.2％であった．UPIが発生した540名のうち178名（33.0％）は術後72時間以内に発生していた．UPIの予測因子は，"手術時間""心臓に関する重度の危険因子""ASA-PS分類の2以上""中枢神経系の腫瘍""発達障害／認知機能障害""悪性腫瘍の既往"および"出生時の状態"であった．一方，"麻酔法""術中輸液""術前呼吸器系合併症"および"術中換気様式"はUPIの発生と関係しなかった．早期UPIは術後30日の全死亡率増加と関連していた〔オッズ比（OR）11.4〔95％信頼区間（CI）5.8－22.4〕〕．

■結語

　小児非心臓手術患者における早期 UPI 小児患者の発生率は 0.2％であり，これまでの成人患者での報告（0.1-0.34％）と同程度であった．また，UPI が発生した場合，術後 30 日の死亡率が 11 倍に増加することも明らかとなった．今後，UPI のリスク評価を行い，適切な介入および予防方法の確立が小児非心臓手術の転帰改善のために重要と考えられる．

■コメント

　小児非心臓手術患者の術後 UPI の発生率は 0.2％であり，その 33％は術後 72 時間以内に生じている．また，術後 5 日以降に生じたのはわずかであるが，30 日までほぼ同じ頻度で推移しており，術後長期間にわたって UPI の可能性があることに注目したい．また，術後 UPI の発生は予後に影響することが示されており，術後 30 日の死亡率とも関連があり，小児手術患者で UPI をいかに予防するかが重要となる．この研究では UPI の独立予測因子として，"ASA-PS 分類""中枢神経系の腫瘍""発達障害/認知機能障害""悪性腫瘍の既往""出生時の状態"を挙げている．一方，"麻酔法""術中輸液""麻酔中換気様式"などは UPI 発症とは関連性が見られず，麻酔方法自体は UPI に影響することは少ないようである．本研究では ASA-PS 分類の 2 以上を予測因子としているが，これのみで予測することは困難であろう．UPI の各予測因子と併せて評価することが UPI の予測に有用となる．実際に独立予測因子が 1 個の場合の UPI 発生率は 0.02％であるが，独立予測因子の数が増えるほど UPI の発生頻度は増加し，6 個以上の場合は 2.13％〔OR 87.8（95％ CI 16.8-458.5）〕となっている．"中枢神経系の腫瘍""発達障害/認知機能障害"は，患者の精神状態に依存して UPI のリスクが高まる．重度の心臓危険因子は，チアノーゼの有無に関係なく，UPI の発生と関連する．呼吸不全は小児がん患者が ICU 管理となる最も多い原因の一つであるが，今回の結果から悪性腫瘍の既往は，UPI のリスクも増加させることが明らかとなった．特に，白血病は縦隔腫瘤や白血球増加，感染が原因となり，呼吸不全を来しやすいとされている．気道系の解剖学的異常は，今回の予測因子分析からは除外されているが，実臨床では最も重要な因子の一つと考えられる．年齢については本文中に"data not shown"としながらも，1 歳未満で UPI リスクが高くなるとの記載がなされている．今後，それぞれの予測因子の詳細な原因分析を行い，小児 UPI の正確な予測方法を確立することが望まれる．

Survival after postoperative morbidity : A longitudinal observational cohort study

Moonesinghe SR, et al. Br J Anaesth 2014 ; 113 : 977-84

術後合併症は，その発生率や重症度だけでなく，持続時間も生存率に関連している

田村　貴彦／河野　崇

■背景

これまで多くの研究で術後合併症はその後の長期的な身体障害および生命予後と関連することが報告されている．しかし，これらの研究のほとんどは，リスクの調整が行われていない，術後合併症の定義に一貫性がない，など研究の質に問題があり，十分なエビデンスに支持されているとはいいがたい．本研究の目的は，術後合併症の発症が長期予後に及ぼす影響を縦断的観察コホート研究によって検証することである．

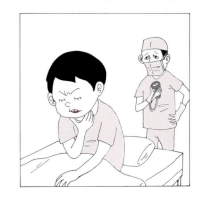

■方法

本研究は，2001-2005年に，非心臓・非脳外科の大手術を受けた患者を対象とした長期的な観察コホート研究である．ケースミックス方式を用いた調整を行い，合併症の発生は確立された定義 postoperative morbidity survey（POMS）[1]を用いて術後3，5，8，15日にそれぞれ評価・記録した．時間依存性共変量を用いたコックス比例ハザードモデルを使用して，術後合併症の持続時間と長期生存率との間の独立した関連性を解析した．

■結果

合計で1,362名の手術患者記録を分析した．在院期間の中央値は9日（四分位範囲6-14日）であり，経過追跡期間の中央値は6.5年（四分位範囲2,696-2,899日），最大値は10.7年であった．術後中枢神経学的合併症（発生率2.9%）は，周術期危険因子とは無関係に長期生存率の低下と関連していた［相対危険度（RR）2.00〔95%信頼区間（CI）1.32-3.04〕，P＝0.001］．時間依存性共変量を用いたコックス比例ハザードモデルでは，術後15日の時点で合併症を有していた患者群で，術後3年までの死亡リスクが有意に高かった．長期生存率に関係する周術期危険因子は，年齢，悪性腫瘍の既往，手術リスク評価法の一つである physiological and operative severity score for the enumeration of mortality and morbidity(POSSUM), 血管手術であった. さらに, 術後15日を超えて遷延する術後合併症(発生率15.6%)は, 術後12カ月の生存率の減少〔RR 3.51(95% CI 2.28-5.42), P＜0.001〕, 引き続く2年間の生存率の減少〔RR 2.44(95% CI 1.62-3.65), P＜0.001〕と関係しており, それ以降は生存率に影響しなかった.

■ 結語

遷延する術後合併症は, 時間の経過とともに縮小するものの長期間にわたって術後早期死亡率を増加させた. したがって, 遷延性術後合併症の発生率は, 外科手術の質の有効な指標として有用となる可能性がある. さらに, 本研究の結果は, 術後合併症の発生率および重症度を低下させることに加えて, その持続時間をいかに短縮するかということも手術の質を向上させるうえで重要であることを示唆している.

コメント

術後合併症対策は周術期管理の重要な要素の一つである. 本研究では, 術後合併症の持続時間が長いほど術後3年の生存率が低下することを明らかにしている. したがって, 術後合併症の持続期間は, 外科手術の質評価の指標となりうる. また, 術後合併症の持続期間に焦点を当てた介入が予後を改善するかどうかも知りたいところである.

術後合併症の持続時間と長期予後との関連は以前から報告されていたが, いずれも研究の質の面で問題があった. しかし, 本研究では, ケースミックス方式を用いること, 術後合併症調査においてその有効性が確立しているPOMSを用いて術後合併症を定義することでエビデンスレベルを高めている. POMSの項目のなかでも特に中枢神経系合併症は, 術後予後と強く関連しているが, この結果は, 術後せん妄の持続時間と予後の関係を示した過去の報告と一致している. また, 本研究において術後合併症の項目に痛みが加えられていることは興味深い. 今後, それぞれの合併症と早期術後死亡率のより詳細な解析が必要と考えられる.

● 参考文献

1) Grocott MP et al. The Postoperative Morbidity Survey was validated and used to describe morbidity after major surgery. J Clin Epidemiol 2007 ; 60 : 919-28.

Risk factors for peri-anaesthetic dental injury
Ham SY, et al. Anaesthesia 2016 ; 71 : 1070-6

肺炎と代替気道器具の使用は，気管挿管後歯牙損傷の新たな危険因子である

田村　貴彦／河野　崇

■背景

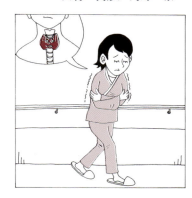

　歯牙損傷は気管挿管に伴う頻度の高い全身麻酔関連合併症の一つであり，過去の研究では，その発生率は0.02-0.07%と報告されている．歯牙損傷は，修復に関わる経済的問題，あるいは訴訟問題への発展など多くの重大な損失を招く危険性がある．したがって，歯牙損傷の発生を予防するため，術前の危険因子を明らかにすることは重要である．歯牙状態が悪いことや挿管困難であることが，歯牙損傷の危険因子であることはよく知られている．しかしながら，これらは挿管操作自体に伴う危険因子が強調されたものであり，患者の全身状態との関連については評価されていない．本研究の目的は，気管挿管に伴う歯牙損傷の危険因子を調査し，挿管操作に伴う直接因子だけでなく，患者の全身状態との関連についても検証することである．

■方法

　本研究は症例対照研究の手法を用いて，気管挿管後の周術期歯牙損傷の危険因子を解析した．まず，10年間（2006年1月から2015年12月）に，単一の施設で行われた全身麻酔症例のすべての麻酔記録から気管挿管に関するデータを抽出した．歯牙損傷は，"歯牙状態が変化し，歯科医の診察が必要であると判断された症例"または"気管挿管から1週間以内に患者自身が歯牙損傷を訴えてきた症例"と定義した．気管挿管を伴う全身麻酔を受けた290,415名の患者のうち，気管挿管後に歯牙損傷が発生した94名を症例群とし，対照群は，症例群の各患者において手術の種類と気管挿管を行った麻酔科医をマッチングさせて設定した．

■結果

　気管挿管後歯牙損傷の発生率は0.03%であり，過去の報告と同程度であった．単変量解析では，挿管困難／挿管困難の既往，男性，肝炎の既往，神経疾患の既往，抗痙攣薬の

使用，既存の歯列不良，喉頭鏡以外の気道器具の使用が歯牙損傷に関連していた．多変量解析による歯牙損傷の予測因子には，肝炎の既往〔オッズ比(OR)10.1〔95%信頼区間(CI)1.02-100.3〕〕，歯列不良〔OR 8.8(95% CI 3.9-20.0)〕，代替気道器具の使用〔OR 3.1(95% CI 1.2-8.0)〕，挿管困難〔OR 3.7(95% CI 1.0-13.3)〕であった．

■結語

　気管挿管後歯牙損傷の危険因子として，以前から指摘されていた因子に加えて，肝炎と代替気道器具の使用も重要と考えられる．

コメント

　本研究のポイントは，気管挿管後歯牙損傷の危険因子として挿管操作自体に伴う危険因子だけでなく，既往歴，挿管歴，患者の全身状態を含めて検証したことである．

　本研究では，これまで知られていた危険因子に加え，肝炎の既往と代替気道器具の使用が気管挿管後歯牙損傷の危険因子であることを明らかにしている．特に肝炎の既往はOR 10.1と最も影響の大きい因子であった．過去，気管挿管後歯牙損傷と肝炎との関連について報告されたことはなく，この結果は意外な印象を受ける．確かに肝炎患者では口腔内環境が悪く，歯性感染症が多いこと，また，非アルコール性脂肪肝炎患者は歯周病菌保有率が4倍以上高く，歯周病治療後に肝機能検査値が改善することが報告されている．これらのことから歯牙損傷と肝炎との間には関連があるとみられるが，現時点で肝炎患者に気管挿管後歯牙損傷が多い原因は不明である．

　挿管困難が歯牙損傷の危険因子であるということは周知の事実であるが，今回の研究では代替気道器具の使用も危険因子に含まれている．一般的に，代替気道器具は挿管困難症例に使用されることが多いため，代替気道器具の使用が歯牙損傷の危険因子であることも当然の結果といえるかもしれない．また，代替気道器具は新規のモデルが頻繁に更新されるため手技の不慣れがその原因となる可能性もあり，今後の詳細な検討が待たれる．

　一方，多変量解析では，挿管困難の既往は歯牙損傷の危険因子ではなかった．挿管困難は危険因子であるという報告はあっても，挿管困難の既往が危険因子であるという報告はほとんどない．その理由は，気管挿管困難であることが分かれば，麻酔科医は通常以上に挿管に注意を払うからではないかと推測される．

　今回の研究結果から，肝炎の既往といった患者の全身状態あるいは代替気道器具の使用も，気管挿管後歯牙損傷の危険因子となることが分かった．今後，これらの危険因子を踏まえた，より精度の高い気管挿管後歯牙損傷の予測法の確立が期待される．

Clinical and mechanical factors associated with the removal of temporary epicardial pacemaker wires after cardiac surgery

Elmistekawy E, et al. J Cardiothorac Surg 2016 ; 11 : 8

心臓手術後の一時的心外膜ペースメーカワイヤー抜去に関連する因子の検討

田村　貴彦／河野　崇

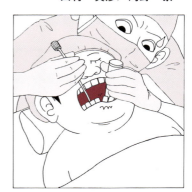

■背景

　一時的心外膜ペースメーカワイヤーは，人工心肺離脱時の心拍数コントロールや術後の房室ブロック・徐脈出現時の治療目的で多くの心臓手術患者に留置される．一時的心外膜ペースメーカワイヤーはその必要性がなくなった時点で速やかに抜去されるが，ワイヤーの抜去時には，心タンポナーデ，感染，ワイヤーの体内遺残といった比較的重篤な合併症を起こすリスクがあり，十分に注意していなければならない．しかしながら，一時的心外膜ペースメーカワイヤー抜去に伴う合併症の詳細な疫学，あるいはその手技については十分に検証されていない．

■方法

　本研究は，3つの研究を組み合わせて構成される．①後ろ向き研究：カナダ・オタワ大学病院の周術期データベースから2014年2月1日から2014年12月31日までに心臓手術を受けた患者1,582名の記録を対象とした．対象データから心臓手術後の一時的心外膜ペースメーカワイヤーの留置と抜去に関連する因子について解析した．②抜去実施者に対する研究：一時的心外膜ペースメーカワイヤー抜去に携わっている医師と看護師にワイヤーを抜去する際に必要と考えている最大圧をhand-hold portable scaleで測定した．③前向き観察研究：一時的心外膜ペースメーカワイヤー（Streamline™，Medtronic社，米国）が留置された心臓手術後患者41名に対して，ワイヤーの抜去に必要な最大圧を測定した．ワイヤー抜去は退院時あるいは術後4-6週で行われ，患者は抜去後4時間観察された．

■結果

1) 後ろ向き研究　一時的心外膜ペースメーカワイヤーは1,368名（86.5％）の患者に留置されていた．15％の患者で人工心肺からの離脱時にペーシングが使用され，2.1％の

患者では循環がペースメーカに依存していた．ワイヤー抜去は，医師（2.9％）あるいは看護師（97.1％）により実施された．抜去に伴う致死的な合併症は生じなかった．
2）抜去実施者に対する研究 ワイヤー抜去の際に必要であろうと考えられる力は，看護師（n＝12，22.7±12.2 oz）と医師（n＝8，19.9±9.0 oz）の間では有意差はなかった．
3）前向き観察研究 心房ワイヤー（18.3±17.0 oz）と心室ワイヤー（14.5±14.2 oz）を抜去する際の力に有意差はなかった．線形回帰分析においてワイヤー抜去抵抗と関連する患者因子は存在しなかった．多変量解析では，体重〔オッズ比（OR）0.948，P＝0.114〕と手術からの時間（OR 1.085，P＝0.101）に有意でないものの一定の傾向は認められた．

■結語

本研究では，心臓手術後の一時的心外膜ペースメーカワイヤー抜去に伴う重篤な合併症は生じなかった．ワイヤー抜去に必要な力（抵抗）を予測する患者因子は存在しなかったが，ワイヤー抜去に必要な力は，ほとんどの症例で20 oz以下であった．

コメント

　心臓手術後の心外膜ペースメーカは，人工心肺離脱時や術後に不整脈などが生じた場合の治療目的に一時的に留置される．一時的心外膜ペースメーカワイヤーは感染源にもなりうるので，術後，循環の安定が得られれば速やかに抜去されるべきである．一般的にペースメーカワイヤーは植え込まれている期間が長いと（心臓手術後の数カ月以上），接している静脈や心臓の壁に癒着を起こし，牽引による抜去が困難な場合がある．過度の牽引は血管損傷や穿孔といった致命的な合併症を引き起こすリスクがあり，注意が必要である．しかし，心外膜ペースメーカワイヤーの留置は短時間であり，癒着による牽引抜去困難は生じにくいと考えられる．実際に本研究では抜去に伴う重篤な合併症は生じていない．

　しかし，心臓手術後の一時的心外膜ペースメーカワイヤー抜去後に心タンポナーデやワイヤーの体内遺残といった重篤な合併症が生じたとする報告がある．本研究ではどれくらいの力で牽引すれば安全かという点に着目し，ほとんどの症例が20 oz（約567 g）以下の牽引力であれば問題ないとしている．抜去の方法を標準化することは，教育という面でも有用であり，ワイヤーの体内遺残などの合併症予防に役立つと考えられる．ただし，本研究では一時的心外膜ペースメーカワイヤー抜去後4時間しか観察されておらず，急性期の合併症のみの検討となっている．また，心エコーなども施行しておらず，無症状の心嚢液貯留などの除外ができていない．今後は，心エコーなども利用した，より長期の観察期間の研究も必要と思われる．

10

脳外科手術

The potential benefits of awake craniotomy for brain tumor resection : An anesthesiologist's perspective

Meng L, et al. J Neurosurg Anesthesiol 2015 ; 27 : 310-7

awake craniotomy の適切な麻酔管理法に関するレビュー：結論には至らず

後藤　安宣

■背景

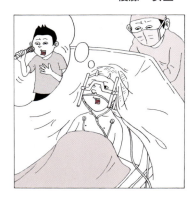

glioma はそのグレードにかかわらず，可能であれば完全に腫瘍を摘出することが推奨されている．しかし，脳腫瘍摘出術は常に正常な神経学的機能を温存させるという制約に縛られていて，腫瘍が言語・運動野の近傍に位置している場合は摘出できないこともある．

この 10 年間で，テント上，特に言語・感覚野や運動野などの機能領域である eloquent area の腫瘍に対しては awake craniotomy が標準的治療となった．awake craniotomy の最大の目的は，術中に患者を覚醒させ，刺激によるマッピングを行い，神経機能を温存しながら切除範囲を最大にすることである．最近のシステマティックレビュー（8 研究，対象患者 951 名）によると，awake craniotomy は全身麻酔下での腫瘍摘出術と比較して，神経学的欠損が少なく術後の回復が早いため，入院期間の短縮につながると報告された[1]．そのほかにも，術後の痛みが少ない，術後早期の悪心・嘔吐が少ない，術中昇圧薬の使用頻度が少ない，患者満足度が高いなどの利点が報告されている．そして，通常の摘出術と比較して生存率を改善することが示されたことも重要である．

しかし，これらは麻酔管理が十分に検証されていない．外科医のマッピングのスキルもさることながら，多角的な麻酔管理があっての手術であることは疑う余地がない．本論文は，麻酔科医が "全身麻酔を回避すること" が手術に有益なアウトカムをもたらすかどうかについて検証している．

■ anesthesia practice

awake craniotomy は，①開頭，②覚醒下でのマッピング，③閉頭の 3 つのフェーズから形成される．awake craniotomy の麻酔管理について検討した 8 つのレビューでは，開頭および閉頭は全身麻酔下に行われるが，覚醒中は気管挿管や声門上器具などの気道確保は行わず，自発呼吸に管理する．また，痛みのコントロールのために局所麻酔薬を十分

量使用するなど，通常の全身麻酔管理とは異なっている．

■**全身麻酔の回避**

　本論文には呼吸器系，循環器系，腫瘍免疫などの観点から，全身麻酔で使用する麻酔薬のデメリットが列挙されている．麻酔薬は，神経発達とそれによる神経機能への修飾因子であったり，認知機能低下のリスクを増加させたりする可能性が示唆されている．また2010年頃から多くのレビューで全身麻酔薬が腫瘍の再発や転移に悪影響を及ぼすことが報告されている．ただし，腫瘍免疫の視点から見ると，プロポフォールは好ましい麻酔薬として位置づけられている．これらの報告は脳腫瘍を対象にした研究ではないが，腫瘍学的なアウトカムに悪影響を与える可能性がある全身麻酔を回避することが，awake craniotomy の術後のより良いアウトカムにつながる可能性がある．

　しかしながら，awake craniotomy と通常の脳腫瘍摘出術の麻酔管理で使用される薬剤はオーバーラップしている部分も多い．さらに覚醒下のフェーズ以外は鎮静レベルが深くなれば全身麻酔と同様の麻酔深度にもなりうることから，実臨床での麻酔方法による両者の相違や，全身麻酔を回避するメリットを示す研究がそう簡単には進みそうもない．Br J Anaesth の "Anaesthesia and Cancer" にハイライトとして述べられている[2]が，やはりこの領域のランダム化比較試験（RCT）が欠如しているため結論は述べられていない．

コメント

　awake craniotomy に関する RCT を行う必要があるが，expert's opinion では awake craniotomy は標準的治療という位置づけであり，RCT の実施は倫理的側面で難しいかもしれない．2007 年に RCT が報告されたが症例数不足は否めない[3]．また，awake craniotomy が本当に有益であるならば，その要因はどこにあるのか．麻酔に関しては，麻酔方法の不均一性や全身麻酔とのオーバーラップの問題などから，双方の有利・不利を特別な要素に求めるのは難しい．つまり，患者自身が術中のモニタリングとして機能するところが，全身麻酔下での腫瘍摘出術とは明らかに異なる点であり，推測できる優位性の最大の理由の一つかもしれない．

●**参考文献**
1) Brown T, et al. Awake craniotomy for brain tumor resection : the rule rather than the exception? J Neurosurg Anesthesiol 2013 ; 25 : 240-7.
2) Buggy DJ, et al. Special issue on anaesthesia and cancer. Br J Anaesth 2014 ; 113 : i1-3.
3) Gupta DK, et al. Awake craniotomy versus surgery under general anesthesia for resection of intrinsic lesions of eloquent cortex — a prospective randomized study. Clin Neurol Neurosurg 2007 ; 109 : 335-43.

Cerebral protection during neurosurgery and stroke
Badenes R, et al. Curr Opin Anaesthesiol 2015 ; 28 : 532−6

脳神経外科術中および脳卒中の脳保護に関するレビュー：どの薬剤も神経保護効果を示せず

後藤　安宣

■背景

脳外科手術を受ける患者は，手術により新たな脳神経障害を来す危険性がある．周術期や脳卒中の急性期には神経保護目的に多くの薬理学的および非薬理学的治療が行われてきたが，その効果は十分に検証されていない．本論文で示された10論文のうち，周術期に関する論文を2編，脳卒中急性期に関する論文を4編取り上げて解説する．

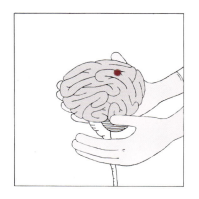

■周術期の検討①：レミフェンタニルの効果

傾向スコアでマッチングさせた後ろ向き研究で，内頸動脈瘤クリッピング術6,186症例から，レミフェンタニル/フェンタニル併用群とフェンタニル群，それぞれ1,380症例ずつを対象とし，レミフェンタニルの脳神経障害に関する影響を検証した[1]．入院期間や水頭症を除いた術後合併症については有意差は見られなかったが，院内死亡率はレミフェンタニル併用群で有意に低かった（4.2% vs 7.7%，P＜0.001）．レミフェンタニルがストレスに関連した内分泌反応や炎症反応を抑制し，吸入麻酔薬の必要量を減らせたことだけでなく，手術操作により適した術野を提供できた可能性が指摘されている．しかし，本研究は無作為化されていない後ろ向き研究であり，前向き研究が必要である．

■周術期の検討②：高張食塩水の脳浮腫軽減効果

頭蓋内圧低下作用に関するマンニトールと高張食塩水の前向きランダム化比較試験である[2]．ASA-PS Ⅰ-Ⅲの開頭腫瘍摘出術予定患者74名を対象とし，20%マンニトール群（38名）と3.2%高張食塩水群（HTS群：36名）とに分け，3.75 ml/kgずつ投与し，硬膜切開時の脳腫脹の程度，および入院期間，術後合併症を比較検討した．

結果は，HTS群で有意に脳弛緩スコアを低下させたが，入院期間や合併症などに有意差は見られなかった．高浸透圧物質の効果は反発係数に依存し，それにより脳血液関門の相対的不透過性が決定されている．高張食塩水の反発係数（1.0）がマンニトール（0.9）よ

り若干高いため，高張食塩水のほうが血管内に水分を維持する効果が強いと考察している．

■ stroke ①：血栓除去術は全身麻酔で行うべきか

109名の急性期脳梗塞患者を対象に，全身麻酔下で血栓除去術を施行した群と鎮静下で行った群とでアウトカムに与える影響を後ろ向きに検討した[3]．その結果，全身麻酔群は再灌流までの時間が有意に長く，死亡率も高かった（40% vs 22%）．また，ロジスティック解析を行ったところ，全身麻酔と術後高血糖が死亡の予測因子となった．しかし，後ろ向き研究であることや，脳卒中の重症度などの情報が欠落しているため，今回の結果だけで，血栓除去術に対する全身麻酔と予後悪化との関連は結論づけられない．

■ stroke ②：急性期脳梗塞に対する積極的血管内治療は有効か

本論文で示された，MR CLEAN trial，EXTEND-IA trial，ESCAPE trial の3つの報告は，急性期脳梗塞に対して血栓溶解薬投与に血管内治療を追加することの有効性に関する内容で，いずれも2015年にN Engl J Medに発表された．発症から最大12時間以内（ESCAPE trial）であれば，合併症に有意差なく神経学的予後を改善した，と報告した．

コメント

周術期脳障害は最も深刻な合併症であるが，どの薬剤も神経保護効果を示せなかった．また，急性期脳梗塞については積極的な血管内治療が有用であるが，血管内治療時の全身麻酔は予後の悪化につながる可能性が示唆された．この原因は十分に明らかになっていない．スタッフ間の連携の問題など手術室以外での麻酔から再灌流までに時間を要することで，予後が悪くなるのであれば，緊急対応可能なシステムの構築が必要となる．近年，わが国でも導入されているハイブリッド手術室は，解決の一端となるかもしれない．

● 参考文献

1) Uchida K, et al. Effects of remifentanil on in-hospital mortality and length of stay following clipping of intracranial aneurysm : a propensity score-matched analysis. J Neurosurg Anesthesiol 2014 ; 26 : 291-8.
2) Dostal P, et al. A comparison of equivolume, equiosmolar solutions of hypertonic saline and mannitol for brain relaxation in patients undergoing elective intracranial tumor surgery : a randomized clinical trial. J Neurosurg Anesthesiol 2015 ; 27 : 51-6.
3) Li F, et al. Impact of anesthesia on mortality during endovascular clot removal for acute ischemic stroke. J Neurosurg Anesthesiol 2014 ; 26 : 286-90.

Dexmedetomidine does not affect evoked potentials during spine surgery
Rozet I, et al. Anesth Analg 2015 ; 121 : 492−501

TIVA と併用したデクスメデトミジンは，誘発電位に影響を与えない

後藤　安宣

■背景

　誘発電位モニタリングは，脊椎手術後の神経学的予後を改善するとされ，近年増加している．誘発電位は非常に微弱な電位であるため，麻酔薬によっては抑制される．適切な麻酔深度を保ちつつ，信頼できる誘発電位を記録することは麻酔科医にとっては重要な課題である．わが国ではおもに集中治療領域での鎮静に用いられているデクスメデトミジンの誘発電位測定に対する影響は，十分に検証されていない．本研究は手術中に用いられることの多い体性感覚電位(somatosensory evoked potential：SEP)，運動誘発電位(motor evoked potential：MEP)，視覚誘発電位(visual evoked potential：VEP)の3つの誘発電位に対するデクスメデトミジンの効果を初めて検証した，ランダム化盲検プラセボ対照試験である．

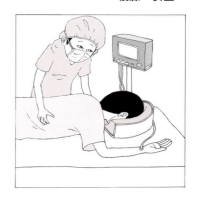

■方法

　ASA-PS Ⅰ-Ⅲで18歳以上の脊椎手術予定患者40症例(頸椎25症例，胸椎11症例，腰椎4症例)に対して，プロポフォールとレミフェンタニルでBIS値が30-55になるように麻酔を維持し，デクスメデトミジン併用群(D群：20名)とプラセボ群(P群：20名)の2群に割り付けた(二重盲検プラセボ対照試験)．

　体位変換した後に，対照としてSEP，MEP，VEPを測定し，その後，デクスメデトミジン0.6μg/kgを10分間のプライミングの後，0.6μg/kg/hrで持続投与を行い，対照群は同様に生理食塩水の投与を行った．対象薬剤投与後60±30分での測定値の平均を主要エンドポイント，150±30分での測定値の平均を二次エンドポイントとして各誘発電位の潜時と振幅を対照と比較した．

■結果

　頸椎25症例，胸椎11症例，腰椎4症例であった．すべての測定項目に有意差は認

められなかった．また，投与開始後 150 ± 30 分後の二次エンドポイントに関しても同様に，測定項目すべてに有意差は認められなかった．

コメント

　プラセボ群で高血圧の患者が有意に多かった以外に両群の患者背景に有意差はなく，また血行動態，BIS 値，昇圧薬の使用数についても有意差は認められなかった．

　著者らは，臨床使用量のデクスメデトミジンは TIVA に併用しても誘発電位を変化させず，術中の誘発電位のモニタリングにおいても安全に使用できる，と結論づけている．

　過去のデクスメデトミジンの誘発電位に関する報告は，否定的なデータを報告している論文も散見されるが，その根拠ははっきりしない．本研究と同様の結果が得られたにもかかわらず MEP 測定で個人間のばらつきが多いとの報告[1]や，本研究の結果とは逆にデクスメデトミジンは MEP の振幅を抑制するという報告[2]もある．測定が 1 ポイントのみの報告もあるなかで，3 時間にわたり誘発電位のモニタリングを続けた本研究の信頼性は高い．また，視路の唯一のモニタリングである VEP は術後失明のリスクの高い長時間腹臥位の脊椎手術において重要であり，本研究のアピールポイントの一つと考えられる．VEP だけモニタリング成功率が 74%と，ほかと比べ低いことが残念である．

　0.6 μg/kg/hr のデクスメデトミジンの投与量で血行動態に差がないこと，投与群で心拍数も血圧も軽度高値を示していることなど，ICU で通常使用している血行動態の変化と合致しない印象や疑問を持ってしまう．

　いずれにしても，デクスメデトミジンの誘発電位モニタリングに対する術中の安全性，信頼性に希望が持てる可能性がある．全身麻酔時にデクスメデトミジンを使用することは，わが国では保険適用ではないため，保険適用がとれて全身麻酔中に使用できる状況となれば，誘発電位モニタリング時のオプションの一つとして機能するかもしれない．

●参考文献

1) Bala E, et al. Motor and somatosensory evoked potentials are well maintained in patients given dexmedetomidine during spine surgery. Anesthesiology 2008 ; 109 : 417-25.
2) Mahmoud M, et al. Susceptibility of transcranial electric motor-evoked potentials to varying targeted blood levels of dexmedetomidine during spine surgery. Anesthesiology 2010 ; 112 : 1364-73.

Fluid management of the neurological patients : A concise review
van der Jagt M. Crit Care 2016 ; 20 : 126-37

神経疾患患者における適切な輸液とは？：等張液を用いて euvolemia を目指す

後藤　安宣

■背景

traumatic brain injury(TBI)、subarachnoid hemorrhage(SAH)など脳損傷患者の輸液管理の目的は適切な脳血流と酸素化を維持することであり、そこには①輸液の張度、②脳浮腫、③モニタリング、④脳血流の最適化、などの要因がある．

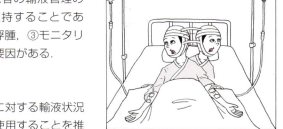

■どのくらいの量を入れるべきか

ガイドラインでは、脳損傷患者に対する輸液状況を把握するために輸液バランスを使用することを推奨している．

プラスバランスと予後の悪化との関連性や、前遅発性脳虚血(delayed cerebral ischemia：DCI)期間の輸液量の増加と死亡率上昇との関係などが報告[1])されている．これらの報告から、適切な輸液量(euvolemia)を超える積極的輸液と神経学的予後不良との間に因果関係がある可能性が強く示唆される．

■どの輸液を用いるべきか

①等張輸液製剤：第一選択となる．
②合成膠質液、アルブミン：有害とする報告や、有益性を示したエビデンスは不十分であることから、TBI や SAH では使用されるべきではない．

■モニタリング

①ベッドサイドでの評価は不正確：hypovolemia や hypervolemia に対する感度、陽性的中度が低い(それぞれ 0.37, 0.06)．
② transpulmonary thermodilution(TPT)法は SAH 後の輸液管理に適しており、予後改善に有用な可能性がある．

脳損傷患者における輸液滴定は、脳機能を反映する評価項目を指標にして行われることがより好ましい．

SAHの患者において適切な輸液管理は oxygen tension in brain tissue（PBrO$_2$）と脳灌流圧（CPP）を改善させたとする報告がある[2]．また，輸液反応性を評価するパラメータとして，中心静脈圧（CVP）の有用性は低いが，下大静脈径は信頼できる動的指標であるとされている．著者らが作成した，TPT法を組み込んだSAH患者に対する輸液管理アルゴリズムは，十分な心拍出量と前負荷を維持しながら，投与輸液量を有意に減らした，としている．

■まとめ

　脳損傷患者に対する輸液管理の目的は等張液を使用してeuvolemiaを保つことである．つまり"too dry"でも"too wet"でも悪化する可能性があり，"正常"から大きく外れることを避けるのが重要と考えられる．しかし，炎症・脳血液関門・自己調節能など複数の因子が関わるため，脳での過剰輸液は評価が難しくなる．輸液管理に関するエンドポイントは，輸液管理の脳への直接効果が調べられたときのPBrO$_2$や，臨床的アウトカムが調べられたときの修正Rankinスコアなど，脳灌流と酸素化につながるパラメータであることが重要である．脳灌流や脳機能と輸液管理・輸液バランスとの関係に焦点を当てることがより実用的である．

コメント

　脳損傷患者に限らず，"euvolemia"を目標に輸液することが臨床上最も難しいと感じる．どの手法を用いて評価を行うことが最もよいのか．輸液反応性という視点では下肢挙上が最も有用であった[3]と，最近JAMAに報告された．本論文では，CVP上昇はCPPには影響しない，といった主張や，SAHの輸液管理にTPT法を組み込んで独自に作成したアルゴリズムの有用性に言及するなど，著者のこだわりが随所に見られ興味深い．

●参考文献
1) Kuwabara K, et al. Association of early post-procedure hemodynamic management with the outcomes of subarachnoid hemorrhage patients. J Neurol 2013 ; 260 : 820-31.
2) Kurt P, et al. Fluid responsiveness and brain tissue oxygen augmentation after subarachnoid hemorrhage. Neurocrit Care 2014 ; 20 : 247-54.
3) Bentzer P, et al. Will this hemodynamically unstable patient respond to a bolus of intravenous fluids? JAMA 2016 ; 316 : 1298-309.

テント上占拠性病変を有する患者に対する鎮静は，薬剤特異性に神経学的機能を悪化させる

Mild sedation exacerbates or unmasks focal neurologic dysfunction in neurosurgical patients with supratentorial brain mass lesions in a drug-specific manner
Lin N, et al. Anesthesiology 2016 ; 124 : 598-607

後藤　安宣

■背景

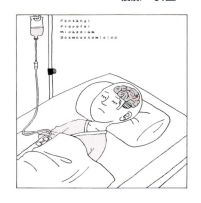

麻酔覚醒時には一過性ではあるが局所的な神経学的異常所見が認められることがある．この現象は"differential awakening"と呼ばれ，この原因として，脆弱な病的神経細胞に対して麻酔薬や鎮静薬・鎮痛薬が関与している可能性が示唆されている[1]．鎮静は脳神経外科患者に対して一般的に行われているが，鎮静によってdifferential awakeningが生じる頻度や薬剤用量特異性などについては報告がない．本論文は，それらを明らかにするためにテント上占拠性病変を持つ患者に対して，異なる作用機序を持つ4つの鎮静薬を同等の鎮静レベルになるように調整し，神経症状に対する影響についてNational Institute of Health Stroke Scale（NIHSS）を用いて比較検討した．

■方法

18-65歳で，ASA-PS Ⅰ・Ⅱのテント上占拠性病変を有する脳神経外科予定手術患者を対象とし，単施設前向き単盲検パラレル試験で行われた．対象をミダゾラム群（M群），プロポフォール群（P群），フェンタニル（F群），デクスメデトミジン（D群）の4群に振り分け，NIHSSを用いて神経学的評価を行った．目標鎮静レベルはobserver's assessment of alterness/sedation（OAA/S）の4（通常の口調で名前を呼ばれて無気力な反応を示す）とした．薬剤の投与方法は，M群：0.03 mg/kg，P群：0.5 mg/kg，F群：2 µg/kg，D群：0.3 µg/kgをボーラス投与し，目標の鎮静レベルに達するまでその半量を段階的に追加投与した．

主評価項目をNIHSSの変化とし，2以上をpositive，2未満をnegativeとした．また，副次評価項目をバイタルサインの変化とした．

■結果

NIHSSの変化がpositiveであった患者はM群＞P群＞F群≒D群の順で多かった（M

群とP群，F群とD群の群間で有意差なし）．NIHSSの項目のなかでは運動機能と運動失調でスコアが低下することが多く，また，その項目はM群で最も多く，D群で最も少なかった．

　局所神経学的所見は，M群とP群は試験前の運動機能低下の有無に影響されなかったが，F群とD群では，運動機能が正常な人に対して鎮静薬を投与したときにNIHSSが2点以上低下する率が低かった．

　バイタルサインの変化は，M群とP群では血圧低下，P群とD群では心拍数低下が認められた．BIS値については鎮静薬の投与により4群とも20前後低下しており，各群間に有意差はなかった．

コメント

　ミダゾラムとプロポフォールで鎮静されたケースでは鎮静することで，局所的神経学的欠損を起こしやすかった．すなわち，仮説であった鎮静薬の非特異的効果は得られなかった．また，high-gradeな腫瘍を持つ患者群でその傾向が強く，腫瘍のgradeが薬剤感受性に影響している可能性が示唆された．

　鎮静することで神経学的機能が変化するメカニズムは，腫瘍であるがゆえ，薬剤運搬能の増加やwash outの低下，代謝抑制の増加などが影響している可能性があるが，リモデリングの結果としての，シナプスや皮質内での結合性の変化，受容体の密度や機能性の変化が強く関与していると考えられる．differential awakeningとは腫瘍の増大による機能低下を脳が代償していたものが，鎮静薬により脳機能が抑制され，代償できなくなることにより神経学的異常所見が顕在化したものと考えられる．

　これらの結果は，awake craniotomyの術中管理に応用できる可能性がある．awake craniotomyの覚醒下のフェーズにおいて，認知・運動パフォーマンスは術中に使用される鎮静薬に影響されることが知られている．今回の結果を考慮すると，皮質機能は鎮静薬，特にプロポフォールとミダゾラムを使用すると悪化する可能性が示唆され，デクスメデトミジンを使用し，必要時にオピオイドを併用するほうが，神経学的機能への干渉という視点からは好ましいのかもしれない．

　今回の結果は，普段の臨床経験から推測しやすい内容であった．近年のPain, Agitation, Delirium（PAD）ガイドライン[2]で述べられているように，"light sedation"を提供しやすい薬剤とそうでない薬剤の差，ともとれる研究内容であったと考えられる．

●参考文献
1) Cucchiara RF. Differential awakening. Anesth Analg 1992 ; 75 : 467.
2) Barr J, et al. Clinical practice guidelines for the management of pain, agitation, and delirium in adult patients in the intensive care unit. Crit Care Med 2013 ; 41 : 263-306.

11

心臓手術

Impact of anesthetic handover on mortality and morbidity in cardiac surgery : A cohort study

Hudson CCC, et al. J Cardiothorac Vasc Anesth 2016 ; 29 ; 11-6

麻酔科医が交代して麻酔を引き継ぐ際,十分な申し送りがなければ,心臓手術患者の死亡率および合併症発生率は上昇する

坪川　恒久

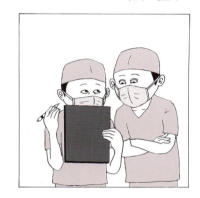

■背景

　いわゆる"引き継ぎ交代"は日常の麻酔科業務ではよくあることである．17時になったので当直医と交代する，あるいは，オールナイトで働いた医師が，朝になってやってきた別の医師と交代する場合などである．このような，交代時に生じるコミュニケーションエラーは，患者の死亡を含む重大事故の主要原因となっている．これまでにも，引き継ぎが患者に害を与えることを示す研究は多くなされてきたが，他の手術よりもリスクの高い心臓手術において，引き継ぎの影響を調べた研究はなく，今回初めて実施された．

■方法

　本研究は後ろ向き研究である．オタワ大学の心臓血管センターで1999年4月1日-2009年10月31日の間に成人心臓手術を受けた患者を対象とした．"引き継ぎ"の定義としては"手術中に担当麻酔科医が別の麻酔科医と交代すること"とした．引き継ぎは麻酔チャートに記録されている．この研究期間中の引き継ぎには決まったプロトコールは存在せず，口頭で行われている．このセンターには14人の心臓麻酔専門医がいて，レジデントが担当している場合にも必ず専門医が指導監督していた．麻酔科医が引き継ぎする手術とは，複雑で長時間の手術である場合が考えられ，単純に比較すると大きなバイアスとなる可能性があるため，傾向スコアによるマッチングを行った．

■結果

　14,421人の患者が対象となった．このうち966人で引き継ぎが行われていた．単純な集計では引き継ぎ群と対照群の間にユーロスコア，手術緊急度，患者重症度，左室機能，最近の心筋虚血，心房細動，心臓手術歴，閉塞性肺障害などの項目に有意差が認められた．傾向スコアによるマッチングを行ったところ（引き継ぎ群1名に対して8名の対照

群を割り当てた)，これらの有意差はなくなり，2群の背景因子は統計学的な差がなくなった．

引き継ぎ群の死亡率は5.4%，対照群の死亡率は4.0%であり，有意な差を認めた．そのほか，重篤な合併症，周術期脳血管障害，48時間以上の人工呼吸などの項目は有意に引き継ぎ群が悪い結果となった．サブグループ解析では，ユーロスコアが高い群で，複雑な手術内容で，そして緊急手術ではなく待機的手術で，引き継ぎによる死亡率上昇効果は大きくなった．

コメント

近年カナダでは，法的な労働時間の規制が進んだ結果，医療においてもさまざまな引き継ぎが行われる機会が増えている．しかし，コミュニケーションエラーから患者への不利益につながることが報告されている．

Saagerら[1]は引き継ぎの回数が患者の死亡率・重大合併症に与える影響を調べた結果，引き継ぎの回数が増えると死亡率・合併症発生率が増大することを示した．しかし，いざ引き継ぎを少なくしようとすると，連続した労働時間が長くなり，麻酔科医の疲労が増大する．疲弊した麻酔科医が連続勤務するくらいなら，引き継ぎをして元気な麻酔科医が担当したほうが，患者のリスクは低下するかもしれない．引き継ぎを増やして麻酔科医の疲労を軽減したほうがよいのか，引き継ぎを減らしたほうがよいのかは結論が出ていない．結果的には，確実な漏れのない引き継ぎを行えばよいことになる．Choromanskiら[2]は，どのような情報が引き継ぎされにくいかを検討している．その結果，既往歴，麻酔中のイベント，気道の情報，手術内容などはしっかりと伝えられているのに対して，コードステータス〔蘇生不施行(DNR)か否かなど〕，血液型に関する情報，服薬内容，術後管理の方針などはしばしば伝えられないことが明らかとなった．漏れをなくすためには，チェックリストなどのツールが必要である．特に手術室から術後回復室や集中治療室へ患者を担送する際はチェックリストの使用は患者安全に貢献する．

●参考文献

1) Saager L, et al. Intraoperative transitions of anesthesia care and postoperative adverse outcomes. Anesthesiology 2014 ; 121 : 695-706.
2) Choromanski D, et al. Intraoperative patient information handover between anesthesia providers. J Biomed Res 2014 ; 28 : 383-7.

Effect of volatile anesthetics on mortality and postoperative pulmonary and other complications in patients undergoing surgery : A systematic review and meta-analysis

Uhlig C, et al. Anesthesiology 2016 ; 124 : 1230-45

心臓手術の麻酔には静脈麻酔薬よりも吸入麻酔薬を選択するべきである．術後の肺合併症が減少し，死亡率も低下する

坪川　恒久

■背景

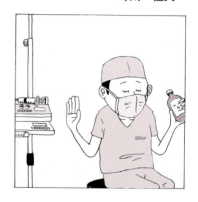

　世界では年間2億3,400万件の手術が行われており，そのうち，700万人に重篤な合併症が生じ，100万人が術中または入院中に死亡している．術後入院中の死亡率は0.5-4％と報告されている．実験では吸入麻酔薬にプレコンディショニング効果があることが示され，臨床的にも臓器保護効果が証明されるのではないかと期待されているが，これまでのところ心臓手術において，吸入麻酔薬が死亡率を低下させるというメタ解析が報告されたのみである．本研究では，心臓手術および非心臓手術を受ける患者を対象として，吸入麻酔は全静脈麻酔(total intravenous anesthesia：TIVA)に対して，死亡率および肺を含む主要な臓器合併症を減少させるという仮説を立て，検証した．

■方法

　EMBASE，MEDLINE，Cochrane Libraryに収載されている雑誌を対象として，創刊から2014年8月23日までに掲載された記事を対象とした(英語以外の言語に関しても検索対象とした)．死亡率および肺・そのほかの合併症に関してTIVAと現在使用されている吸入麻酔薬(セボフルラン，デスフルラン，イソフルラン)を比較したランダム化比較試験(RCT)のみを対象とした．

　対象とする基準は以下の項目である．①18歳以上の全身麻酔下に待機的または緊急手術を受ける患者．②介入群：吸入麻酔薬の投与を受ける患者．③比較：吸入麻酔薬とTIVAまたは吸入麻酔薬間の比較．④エンドポイント：主要エンドポイントは，論文内で報告されている最も長い観察期間での死亡率，院内死亡率，30日死亡率，二次エンドポイントは長期生存率(半年，1年)，術後肺合併症〔低酸素症，急性呼吸促迫症候群(ARDS)，肺炎，胸水，気胸，無気肺など〕，その他合併症(心臓イベント，心筋梗塞，急性腎障害，肝障害，DIC，感染症，意識障害など)．⑤研究デザイン：RCT．

これらの条件を満たす研究をピックアップし，著者グループ中の2人が独立してCochrane Collaborationのバイアス評価ツールを使って評価した．

■結果

　5,073のRCTが対象となり，最終的には68の研究がメタ解析に用いられている．46は心臓手術，胸部外科が4，血管外科が3，一般外科手術が8，その他が7となっている．

1）死亡率　心臓手術の術後30日から1年までのすべての術後死亡率をまとめた比較では，吸入麻酔薬群（セボフルラン，デスフルラン，イソフルラン）のTIVA群に対するオッズ比は0.55であった．つまり，吸入麻酔薬の使用により死亡率が約1/2に減少することになる．非心臓手術では，全死亡率に関するオッズ比が1.31，在院中死亡率に関するオッズ比は1.17であり，いずれも有意差は認められなかった．

2）肺合併症　心臓手術の術後肺合併症の発生率に関して，吸入麻酔薬群のTIVA群に対するオッズ比は0.71であり，肺合併症は有意に減少している．それに対して非心臓手術では，0.67であり，有意差は認められなかった．

3）肺以外の合併症　肺以外の合併症に関しても，吸入麻酔薬群はTIVA群に対して発生率を減少させた（オッズ比0.75）．それに対して非心臓手術では吸入麻酔薬による合併症発生率の減少を認めなかった．

コメント

　基礎研究では，吸入麻酔薬の臓器保護効果がさまざまな臓器で示されているにもかかわらず，臨床研究においては，その効果がこれまで確認されていなかった．今回の研究結果から，吸入麻酔薬が心臓手術の術後死亡率および合併症発生率を低下させることが示されたことの意義は大きい．全死亡率としては，吸入麻酔薬群が2%，TIVA群が3.4%で（P＝0.007），在院中死亡率は吸入麻酔薬群が1%，TIVA群が1.8%であり，こちらは有意差がなかった．心臓手術のなかには，on-pumpまたはoff-pumpの冠動脈バイパス術，人工心肺を使った弁手術などすべてが含まれている．これまで心筋保護に関する研究の多くは，冠動脈バイパス術を対象としてきたため，このメタ解析でも冠動脈疾患患者が最も多く含まれている．

Minocycline effectively protects the rabbit's spinal cord from aortic occlusion-related ischemia

Drenger B, et al. J Cardiothorac Vasc Anesth 2016 ; 30 : 282-90

ウサギの大動脈遮断モデルにおいて，ミノサイクリンは用量依存性に対麻痺の発生を抑制する：古い薬剤の新たな活用法

坪川　恒久

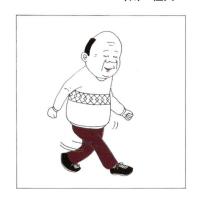

■背景

　胸部大動脈に対する手術（ステントを含む）では，2-8.3%に対麻痺が生じる．スパイナルドレナージなどの手技や，ステロイド，リドカインなどの薬剤による脊髄保護が試みられているが，十分な効果は上げられていない．虚血による細胞レベルでの変化は虚血解除後も48時間までは進行することから，薬理学的な治療法は有効と考えられている．近年，ミノサイクリンが脳梗塞，神経変性疾患，脊髄損傷の予後を改善することが報告されており，動物実験では対麻痺に対してミノサイクリンが脊髄保護効果を有することが示されている．著者らは，ミノサイクリンが用量依存性に脊髄保護効果を示すこと，および高血糖時に効果を持つことへの知見，さらに作用機序に関する知見を得るために本研究を実施した．

■方法

　ウサギを対象として，腎動脈下の大動脈をバルーンで25分間閉塞するモデルを用いて検討した．ミノサイクリン投与群では虚血開始30分前に規定量（1，2，5，10 mg/kg）のミノサイクリンを静注した．ポスト群では虚血解除から15分後に10 mg/kgのミノサイクリンを投与している．高血糖群ではミノサイクリン10 mg/kgの投与15分前にブドウ糖を投与して500 mg/dl以上にした．また，PI3K阻害薬wortmanninをミノサイクリン10 mg/kg投与の15分前に投与する群を作製して，その機序を検討した．

　虚血解除後24または48時間に運動機能を評価し，その後，動物を安楽死させて脊髄標本を摘出した．スライス標本を作製してHE染色とTUNEL染色を行い，それぞれ組織学的変化とアポトーシスを同定した．

■結果

　ミノサイクリンは用量依存性に組織学的変化を減少させ，運動機能を〔TARLOVスコ

ア，0点（完全運動麻痺）-3点（正常）〕維持した．組織学的変化と運動機能は逆相関を示している．ミノサイクリン 10 mg/kg 投与群ではアポトーシスを起こした細胞も増加していて，対照群が全体的にネクローシスを示しているのに対して，ミノサイクリン 10 mg/kg 投与群では生き残った細胞とアポトーシスを起こした細胞が混在する組織像となっていた．虚血解除後にミノサイクリン 10 mg/kg を投与した群では神経保護効果は認められたものの，虚血前投与より効果は小さかった．高血糖群でも同様の効果を認めたものの，神経保護効果は減弱した．この群ではアポトーシスを起こした細胞が最も多かった．wortmannin の投与により，ミノサイクリンの神経保護効果は完全に消失した．このことから，ミノサイクリンの神経保護作用は PI3K/Akt 経路を介していることが強く示唆される．

コメント

　ミノサイクリンは，テトラサイクリン系の広域スペクトラムを持つ抗生物質であり，脂溶性が高く，組織移行性がよい．細菌以外にもマイコプラズマ，リケッチア，クラミジア，マラリア原虫などにも効果がある．

　ミノサイクリンは，血液脳関門を容易に通過して，グリア系細胞の炎症性活動を抑制し，アポトーシスを減少させ，炎症性サイトカインの放出量を減少させる．本研究では虚血時の脊髄保護効果について検討されているが，そのほかにも中枢神経系の虚血再灌流傷害，グリア細胞を介した傷害などに対して神経保護効果があることが示されている．ラットの頸動脈閉塞モデルを用いて，ミノサイクリン 90 mg/kg の虚血前投与により組織学的変化が抑制され，バイオマーカーも改善することが示されている．

　動物実験から臨床への応用が始まっている．関節リウマチに対する補助的治療としてミノサイクリンを投与することは以前から行われているが，中枢神経系の炎症を抑制することから近年ではアルツハイマー病やパーキンソン病，統合失調症に対する投与も試みられている．Hutchinson ら[1]は，ミノサイクリンがモルヒネによる呼吸抑制を減弱し，鎮痛作用を増強すると報告している．このようにミノサイクリンは，単なる抗生物質を超えた幅広い作用を持っている．近い将来，抗生物質としてではなく，何らかの疾患・状況の治療薬として，われわれ麻酔科医の前に現れるかもしれない．

●参考文献

1) Hutchinson MR, et al. Minocycline suppresses morphine-induced respiratory depression, suppresses morphine-induced reward, and enhances systemic morphine-induced analgesia. Brain Behav Immun 2008 ; 22 : 1248-56.

Cardiac vasoplegia syndrome : Pathophysiology, risk factors and treatment
Omar S, et al. Am J Med Sci 2015 ; 349 : 80-8

人工心肺からの離脱時に低血圧に悩まされることは多い．病態を理解してバソプレシン，メチレンブルーなど積極的に使用して早期に血圧を回復させるべきである

坪川　恒久

■背景

血管麻痺症候群（vasoplegic syndrome：VPS）は，血管拡張性のショックであり，人工心肺を用いた手術後に9-44％の患者で認められる．これらの患者では，心拍出量や血管内ボリュームが維持されているにもかかわらず，血管拡張に伴う末梢血管抵抗の低下により高度低血圧が生じる．血管収縮薬による治療がしばしば奏効せず，難治性となる．

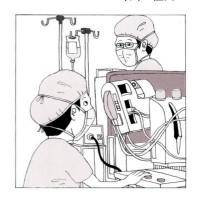

■病理

VPSは，初期には人工心肺回路内面（血液にとって異物）と血液との接触により，内因性および外因性凝固系，補体，線溶系が活性化して発症する．続いて一酸化窒素（nitric oxide：NO），プロスタサイクリンなどの血管作動性物質が放出される．

このような初期反応に続いて，二次的反応が生じる．人工心肺中には，組織の透過性が亢進して腸管の浮腫および血管内ボリュームの減少へとつながる．最終的に人工心肺中には腸管内細菌の産生するエンドトキシンが血中に取り込まれ，全身性の炎症を来す．さらに血管内に微小な塞栓子が形成されて，さまざまな臓器の虚血が生じる

全身性の炎症により生じたIL-6，8は心臓収縮力を低下させる．しかし，VPSの主要な要因は，バソプレシン濃度の低下とNO産生による血管拡張である．この2つの要素によりカテコラミン抵抗性の血管機能障害VPSが生じてくる．VPSのメカニズムは重症の敗血症と類似している．

■危険因子

Levinら[1]は，2,823人の患者を観察して，その20％がVPSを来したと報告している．人工心肺開始後の低血圧が離脱後VPSの主要な危険因子であり（オッズ比1.26），発症すると死亡率が上昇した（オッズ比3.3）．そのほかの危険因子として，EuroSCORE，手術術式（弁の手術ではCABGに対して高くなり，大血管手術では逆に低くなる），人工

心肺開始前の平均血圧，人工心肺前の血管収縮薬の投与，ヘマトクリット値，術前のβ遮断薬またはアンジオテンシン変換酵素阻害薬の投与などが挙げられた．

■予後

VPSを発症した患者では死亡率が上昇し，入院期間，人工呼吸時間が延長する．また，胸骨感染も有意に増加する．ノルアドレナリン抵抗性でVPSが36-48時間続いた場合の死亡率は25%にも達する．

■治療方法

VPSではバソプレシン濃度が低下していることから，バソプレシンを投与することは理にかなっている．ノルアドレナリン持続投与に加えて低用量バソプレシン(0.04 U/min)を投与する．また，人工心肺開始20分前から予防的に低用量バソプレシン(0.03 U/min)を投与することにより，離脱後の血管収縮薬の必要量が減少する．

VPSのもう一つの要因はNOの過剰産生であるため，NO合成阻害薬であるメチレンブルーの投与も有用と考えられる．Levinら[2]はメチレンブルー投与によりVPS患者の死亡率が減少することを示している(0% vs 21.4%)．しかし，逆に死亡率が上昇したとする報告もある．メチレンブルーを抗うつ薬(SSRI)服用中の患者に投与した場合，セロトニン症候群を発症する可能性があるので，該当する患者には投与すべきではない．

ステロイドは，炎症反応を抑制することによりVPSの治療に貢献する可能性がある．Hoら[3]は，人工心肺を使用する手術患者を対象にステロイドの予防的投与の効果を検討した50のランダム化比較試験をレビューした．その結果，ステロイド投与によりCRPおよびIL-6濃度が減少し，術後の心房細動，ICU滞在時間，在院時間が短縮することが示された．

●参考文献

1) Levin MA, et al. Early on-cardiopulmonary bypass hypotension and other factors associated with vasoplegic syndrome. Circulation 2009 ; 120 : 1664-71.
2) Levin RL, et al. Methylene blue reduces mortality and morbidity in vasoplegic patients after cardiac surgery. Ann Thorac Surg 2004 ; 77 : 496-9.
3) Ho KM, et al. Benefits and risks of corticosteroid prophylaxis in adult cardiac surgery : a dose-response meta-analysis. Circulation 2009 ; 119 : 1853-66.

Perioperataive heparin bridging in atrial fibrillation patients requiring temporary interruption of anticoagulation : Evidence from meta-analysis

Ayoub K, et al. J Stroke Cerebrovasc Dis 2016 ; 25 : 2215-21

> 心房細動に対して抗凝固薬を服用している患者では，周術期にヘパリンブリッジングを行っているが，血栓塞栓症の予防効果は認められず，術後出血量が増加する

坪川　恒久

■背景

　心房細動は最もよく見られる不整脈であり，血栓塞栓症の原因となることが知られている．心房細動を有する患者は，血栓塞栓症の予防のためにワルファリンや他の抗凝固薬を服用している．近年のガイドラインではCHADSスコアに基づいて経口抗凝固薬が投与されている．このような患者が手術を受ける場合には，抗凝固薬を一時的に中断し，調節性がよく，拮抗も可能な未分画ヘパリンまたは低分子ヘパリンに置換するブリッジングを行うが，このブリッジングにより周術期の血栓発生率，出血量，死亡率がどのように変化するかは明らかとなっていない．

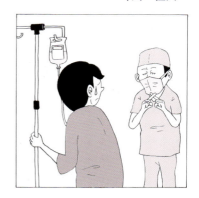

■方法

　2015年6月の時点でPubMedそのほかの主要なデータベースを検索し，心房細動に対してワルファリン投与を受けている患者が一時的にヘパリンブリッジを受けた群と受けなかった群を比較している研究を抽出した．
　そのなかからさらに，主要エンドポイントとして術後30日-3カ月の死亡率，血栓性イベント発生率，出血量を評価しているものをピックアップした．血栓性イベントしては，脳梗塞，他の部位の梗塞，深部静脈および肺動脈血栓が含まれている．主要な出血とは術後にヘモグロビン値が2 g/dl以上低下したもの，2単位以上の輸血を必要としたもの，頭蓋内，脊髄，眼内，後腹膜腔，心嚢内または致命的な出血を起こしたものとした．
　統計には，Review Manager ver5.2を用い，$P < 0.05$を有意差ありとした．

■結果

　511の研究のなかから，最終的に6つの研究が対象として残った〔4つの観察研究，1つのランダム化比較試験（RCT），1つのRCT内のサブグループ解析〕．合計で13,808人の患者が含まれ，9,556人がブリッジングを受けておらず，4,252人がブ

リッジングされている．結果は，死亡率，脳血管イベント，血栓形成には両群間には有意差はなく，出血量は非ブリッジ群で少なかった．

コメント

　ワルファリンは，経口投与のビタミンK拮抗性の凝固因子合成阻害薬であり，半減期が長く，安定した作用が期待できる．しかし，その一方で，代謝酵素の遺伝子多型により効果の個体差が大きく，また過剰投与では頭蓋内出血など，過少投与では血栓形成が抑制されず重篤な合併症をもたらすため，コントロールが難しい．近年，心房細動による血栓症の予防にはワルファリンに代わってXaあるいはⅡa因子阻害作用を持つ薬剤が使用されることが多くなっているが，ワルファリンを投与されている患者はいまだ多い．

　日常の臨床でも，ワルファリンを服用している患者の麻酔を行うことは多い．ワルファリン服用患者を麻酔するにあたってはガイドラインに従うべきである．すなわちCHADS2スコア5-6点の高リスク患者に対してはブリッジングを行い[1,2]，中等度リスク患者に対してはケースバイケースでブリッジングするかどうかを決定することになっている．本論文の対象患者の多くはこの中等度リスク群に含まれる．本論文の結果からはブリッジングを行っても，血栓形成や脳血管の血栓性イベントの発生率は変わらず，出血量が増加しており，中等度リスク患者に対するブリッジングは効果がないことになる．低分子ヘパリンでのブリッジングの効果を検証したBRIDGE trialでも同様の結果となっている[3]．ただし，高リスク群に対するヘパリンブリッジングに関しては新たな検証が必要である．また，ヘパリン誘導性血小板減少症がヘパリンの持続投与を5日間以上継続しているときに起こりやすいことを考えると，長期間のヘパリン投与は避けるべきである．

　ブリッジングに代わる方法としては，ワルファリンを急性拮抗する方法やXaまたはⅡa阻害薬に対する拮抗薬を用いる方法が考えられる．わが国でも2016年11月にダビガトラン（Ⅱa阻害薬）に対する拮抗薬であるイダルシズマブが発売された．Xa阻害薬に対する拮抗薬も開発中であり，引き続き注目していく必要がある[4]．

●参考文献

1) Douketis JD, et al. Perioperative management of antithrombotic therapy : Antithrombotic Therapy and Prevention of Thrombosis, 9th ed : American College of Chest Physicians Evidence-Based Clinical Practice Guidelines. Chest 2012 ; 141 : e326S-50S.
2) 日本循環器学会．心房細動治療（薬物）ガイドライン（2013年改訂版）．2013. http://www.j-circ.or.jp/guideline/pdf/JCS2013_inoue_h.pdf
3) Wight JM, et al. Perioperative bridging anticoagulation for atrial fibrillation — the first randomised controlled trial. Perioper Med (Lond) 2016 ; 5 : 14.
4) Arbit B, et al. Reversal agents for direct oral anticoagulants : A focused review. Int J Cardiol 2016 ; 223 : 244-50.

12 整形外科手術

Effects of dexmedetomidine on intraoperative motor and somatosensory evoked potential monitoring during spinal surgery in adolescents

Tobias JD, et al. Paediatr Anaesth 2008 ; 18 : 1082-8

若年者の脊椎手術においてデクスメデトミジンが SSEP と MEP に与える影響は小さい

山内　正憲／外山　裕章

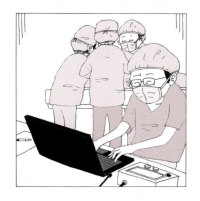

■背景

脊髄機能のモニタリングに体性感覚誘発電位(somatosensory evoked potential：SSEP)，運動誘発電位(motor evoked potential：MEP)，術中覚醒テスト，足部クローヌスの観察が一般的である．これらの観察には吸入麻酔薬よりも静脈麻酔薬が有利といわれているが，プロポフォールの長時間投与は，覚醒遅延，高脂血症，血小板機能の変化，若年者における propofol infusion syndrome という問題がある[1]．プロポフォールの投与量を減らすために，α_2 アドレナリン作動薬のデクスメデトミジン(dexmedetomidine：DEX)の併用が有効な可能性がある．本研究は若年者でのプロポフォール麻酔中の MEP，SSEP に対する DEX の影響の検討である．

■方法

脊椎後方固定術で MEP と SSEP をモニターする患者を対象とした．プロポフォールを 100 μg/kg/min で開始し，bispectral index(BIS)値が 40-60 となるように漸減して維持した．レミフェンタニルは 0.2 μg/kg/min で開始し，平均血圧 55-65 mmHg を目標に投与した．DEX は脊椎固定終了後から投与を開始し，最初の 20 分間は 1 μg/kg，続いて 0.5 μg/kg/hr で 24 時間投与した．術後鎮痛は，モルヒネを 0.1-0.15 mg/kg 投与した後，患者自己調節鎮痛法(PCA)で投与した．DEX 投与前後の SSEP と MEP の変化を比較，プロポフォールの投与量と BIS 値を記録した．

1）SSEP　上肢は両側の尺骨神経，下肢は両側の後脛骨神経を刺激し，それぞれ頭頸部の針電極で記録した．脊髄障害の警告基準は，潜時の 10％増加，振幅の 50％減少とした．

2）MEP　頭部で刺激し，両側の上肢(短母子外転筋と小指外転筋)および下肢(大腿部，下腿部，母趾)の収縮を記録した．脊髄障害の警告基準は振幅の 80％減少とした．

■結果

対象は男子9症例，女子7症例，年齢は12-17歳（14.2 ± 1.6歳），体重40-71 kg（52.2 ± 11.1 kg）であった．最初の1症例ではプロポフォール110 μg/kg/minで投与中，DEX投与によって

表　デクスメデトミジンによるSSEPとMEPの変化

		投与前	投与後
上肢SSEP	潜時(msec)	18.788 ± 0.52	18.88 ± 0.60
	振幅(μV)	1.61 ± 0.51	1.79 ± 0.60
上肢MEP	振幅(μV)	500.77 ± 110.96	592.89 ± 104.79
下肢SSEP	潜時(msec)	35.01 ± 0.85	35.07 ± 0.60
	振幅(μV)	2.02 ± 0.44	2.08 ± 0.36
下肢MEP	振幅(μV)	385.33 ± 75.62	413.15 ± 70.38

［本論文より引用］

BIS値は58から31に低下し，SSEPは変化しなかったがMEPの振幅が低下した．プロポフォールを減量するとBIS値は回復し，15分程度でMEPの振幅も回復した．次の症例からはBIS値を参考に，DEX投与中のプロポフォールの投与量を減量するようにした．その結果として，残りの8症例ではDEX投与によってBIS値が52 ± 6から49 ± 4程度にしか低下せず（有意差なし），プロポフォールの投与量は106 ± 28 μg/kg/minから78 ± 14 μg/kg/minに減少した（P = 0.024）が，SSEPとMEPに有意な変化はなかった（表）．

コメント

米国でのDEXの適用はICUにおける人工呼吸中の24時間以内の鎮静で，わが国ではそれに加えて区域麻酔中の鎮静がある．DEXは全身麻酔薬を減らし，麻酔覚醒と術後鎮痛の質を向上させる[2]．

しかし，DEXがMEPの振幅を小さくしたり，消失させることもあり，麻酔深度が増すとMEPが観察しにくくなる可能性がある．一般的にMEPのほうが吸入麻酔薬の影響を受けやすく，下肢での記録が難しい．また，加齢，脊髄病変，BMI，手術時間，糖尿病，高血圧，吸入麻酔薬，筋弛緩薬，28℃以下などが記録に影響するといわれている．

今回のように一定のBIS値を目標にDEXを投与する方法は，若年者へのプロポフォール投与量が減るという利点があり，レミフェンタニルや循環作動薬の必要量には影響しないといえる．BIS値が急激に低下した場合はMEPの観察が困難になる可能性があるため，プロポフォールの投与速度を減らすことを考慮するべきである．

●参考文献
1) Cravens GT, et al. Incidence of propofol infusion syndrome during noninvasive radiofrequency ablation for atrial flutter or fibrillation. Anesthesiology 2007 ; 106 : 1134-8.
2) Ngwenyama NE, et al. Effects of dexmedetomidine on propofol and remifentanil infusion rates during total intravenous anesthesia for spine surgery in adolescents. Pediatr Anesth 2008 ; 18 : 1190-5.

Ultrasound-guided selective sensory nerve block for wide-awake forearm tendon reconstruction

Nakanishi Y, et al. Plast Reconstr Surg Glob Open 2015 ; 3 : e392

wide-awake surgery に対して，超音波ガイド下選択的知覚神経ブロックは有用である

山内　正憲／外山　裕章

■背景

区域麻酔で鎮痛して指の動きを見ながら手の手術を行う wide-awake surgery は，機能観察と神経障害を回避できるメリットがある[1]．かつては手術可能な範囲が手首より遠位に限られていた．手術が前腕に広がると，時にエピネフリン添加リドカインを 500 mg（200 ml）投与する必要があったからである．極量はエピネフリン添加リドカインで 4-7 mg/kg，ロピバカインで 3 mg/kg であり，wide-awake surgery の麻酔は局所麻酔薬中毒の危険が潜んでいる．

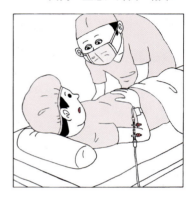

本研究では上肢の wide-awake surgery において，超音波画像で末梢神経の皮枝や知覚枝を確認して神経ブロックを行うことで，安全かつ効果的な選択的知覚神経ブロックを行えると考え[2]，鎮痛効果や合併症を評価した．

■方法

屈筋腱損傷，手根管症候群，後骨間神経麻痺に対し，前腕の腱のグラフト再建術もしくは移行術，対立筋形成術，または Brand 法による再移行術を行う連続 8 症例を対象とした．神経ブロックは 16 MHz リニアプローブによる超音波画像で，各神経の枝，血管および筋層を確認し，70 mm-23G 針を平行法で穿刺した．手術 1 時間前に対立筋形成術は 5-6 か所，屈筋腱再建術や Brand 法はさらに数か所に，0.375-0.75%ロピバカインを少量ずつ投与した．例えば Brand 法手術では，上腕遠位で皮膚と皮下組織に 3 か所，前腕中部で筋膜下に 3 か所，術野の周囲で骨間部 2 か所と筋膜下の神経 2 か所のブロックを行った（図）．ロピバカインの総投与量，手術中の前腕の筋肉や移行した腱の動きおよび痛み，合併症を評価した．

■結果

ロピバカインの総投与量は 193 ± 23 mg（最小 154 mg，最大 225 mg），37 ±

6 ml であった．7 症例で手術中に期待どおりに筋肉の動きを確認できた．1 症例だけ長母指屈筋が手術中に動かなかった．この症例は正中神経浅枝に 0.75% ロピバカインを 3 ml 投与したが，薬液が中枢に広がった．2 症例は手術中に痛みを訴え，術野でそれぞれ 2 ml および 3 ml の 1% リドカインを投与した．

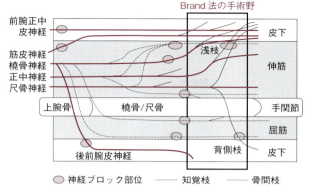

図　Brand 法手術における選択的知覚神経ブロックの模式図
［本論文より改変引用］

コメント

　本研究は，前腕の腱移行術における超音波ガイド下選択的知覚神経ブロックの有用性を示している．安全で，約 30 分で十分な麻酔効果を得られるが，運動神経を温存するには，次の 3 つの層に分けて注意深く行う必要がある．

　① 前腕皮膚への神経は 7 つの皮枝がオーバーラップしている．上腕遠位から手首まで，すべての枝をブロックする．高周波超音波プローブであれば，神経と筋層を観察しながら 0.75% ロピバカイン 2 ml でそのすべてをブロックできる．
　② 筋膜は前腕中央から遠位 2/3 の部位で，筋膜下投与によって鎮痛できる．
　③ 骨間部は前腕中部よりも遠位の，運動神経枝より遠位で行うとよい[3]．

　この方法は複雑ではあるが，限られた量の局所麻酔薬で皮膚，皮下組織と筋膜，骨間膜の知覚をブロックし，手術中に移行した筋肉・腱などによる手の機能を観察できる．機能再建手術は，麻酔科医が前腕の筋肉と神経の皮枝，浅枝，骨間枝，さらにはその分枝の解剖学的な関係を理解し，術式と上肢機能を考えて麻酔を行う，"機能再建麻酔"とも呼べる高度な麻酔法である．

●参考文献

1) Bezuhly M, et al. Immediate thumb extension following extensor indicisproprius-to-extensor pollicislongus tendon transfer using the wide-awake approach. Plast Reconstr Surg 2007 ; 119 : 1507−12.
2) Barrington MJ, et al. Ultrasound guidance reduces the risk of local anesthetic systemic toxicity following peripheral nerve blockade. Reg Anesth Pain Med 2013 ; 38 : 289−97.
3) Liu J, et al. Distribution of primary motor nerve branches and terminal nerve entry points to the forearm muscles. Anat Rec 1997 ; 248 : 456−63.

Comparison of tissue distribution, phrenic nerve involvement, and epidural spread in standard- vs low-volume ultrasound-guided interscalene plexus block using contrast magnetic resonance imaging : A randomized, controlled trial

Stundner O, et al. Br J Anaesth 2016 ; 116 : 405-12

斜角筋間ブロックでは，局所麻酔薬の投与量が少ないと余計な広がりが少ない

山内　正憲／外山　裕章

■背景

斜角筋間ブロックでは，さまざまな合併症（反対側への広がり，硬膜外投与，脊髄くも膜下腔投与，全脊髄くも膜下麻酔，横隔神経麻痺，反回神経麻痺など）が生じうる[1]．しかし，低用量で行ったブロックにおいて薬液がどのように広がるかは解明されていない．cadaver では，投与量が増えるほど反対側や硬膜外腔への広がりが観察できた[2]．本研究では超音波ガイド下斜角筋間ブロックの効果と合併症を 20 ml と 5 ml で造影 MRI を用いて検証した．

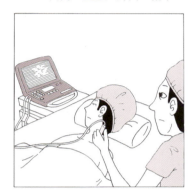

■方法

肩手術を受ける ASA-PS Ⅰ-Ⅲの患者 30 名（18-75 歳）を対象とした．神経ブロックは MRI の前室で行った．超音波画像で C5・6 神経根のある斜角筋膜間に 50 mm-19G 針を進め，0.2 ml の生理食塩液で針先の位置を確認した．標準量（20 ml）または少量（5 ml）の 0.75％ロピバカインに造影剤（Gd-DTPA）0.05 mmol を添加した薬液を 150 mmHg 以下の圧で中斜角筋膜側に投与し，続いてカテーテルを留置した．直後に 1.5 T の MRI 撮影，さらに C5・6・7 の知覚と運動機能検査（横隔膜運動と呼吸機能検査）を 2 分ごとに 20 分間行った．手術室においてプロポフォール，フェンタニル，ロクロニウムで全身麻酔の導入と気管挿管を行い，セボフルランと亜酸化窒素で維持した．

術後は痛みスコア，PCA 初回使用時間と 24 時間総投与量，肺活量，超音波画像で横隔膜運動を記録した．痛みスコア 4/10 以上であれば 0.2％ロピバカイン 3 ml/hr と PCA（5 ml，ロックアウト時間 20 分）で鎮痛した．追加鎮痛薬としてジクロフェナクを最大 75 mg，パラセタモール 1 g，またはピリトラミド 7.5 mg を 24 時間投与した．

■結果

MRI で硬膜外腔への広がりを両群とも 2 症例認めたが，椎間孔（4 vs 0 症例），横隔神経周囲（14 vs 2 症例），筋肉内（15 vs 6 症例）への広がりは標準量群のほうが明らか

に多かった．知覚および運動機能のブロック効果と術中フェンタニル使用量に有意差はなかった．PCA使用開始時間は標準量群が長かった（表）が，ほかに有意差はなかった．長く細い首の症例で中枢側に広がりやすかった．

表　術後鎮痛薬の比較

	標準量群（20 ml） n＝15	少量群（5 ml） n＝15	P値
初回PCA使用までの時間（min）	755	498	0.013
0.2％ロピバカイン総投与量（ml）	118	142	0.71
ジクロフェナク坐剤使用症例数	3	6	0.23
パラセタモール使用症例数	4	6	0.44
ピリトラミド使用症例数	1	3	0.28

［本論文より改変引用］

コメント

　他の神経のブロックや反対側への薬液の広がりはなかった．また，投与量が少ないほうが同じ効果で，中枢，横隔神経，筋層内への広がりを避けることができた．体型では穿刺部位から脊髄までの距離が短い症例のほうが，薬液が中枢側に広がりやすかった．PCAの初回使用までが標準量群で長くなった機序は不明である．

　古典的なランドマーク法では時に50 ml以上の局所麻酔薬を必要としていたが，最近は穿刺針からの直接投与で5 ml，カテーテルからの投与では7 mlで効果が得られるとも報告されている[3]．結論として，おおむね臨床での感覚が正しく，適切な方法で，より少量かつより低濃度の局所麻酔薬を用いることがよいのは明らかである．その反対に，より確実な鎮痛効果を得るために，さまざまな部位に大量，高濃度の薬液投与を行いたくなる．本論文のように前向き無作為化盲検の手法で，感覚，鎮痛効果，合併症，MRI所見を観察している論文を読むと，少量投与で十分と理解できる．

　実際の臨床現場で術後の患者に"痛い"といわれることはある．その場合，次の症例で少量投与を実践できるかが現実的な悩みどころとなる．

●参考文献

1) Urmey WF, et al. One hundred percent incidence of hemidiaphragmatic paresis associated with interscalene brachial plexus anesthesia as diagnosed by ultrasonography. Anesth Analg 1991 ; 72 : 498-503.
2) Fritsch G, et al. Bilateral loss of neural function after interscalene plexus blockade may be caused by epidural spread of local anesthetics : a cadaveric study. Reg Anesth Pain Med 2013 ; 38 : 64-8.
3) Lee JH, et al. Ropivacaine for ultrasound-guided interscalene block : 5 ml provides similar analgesia but less phrenic nerve paralysis than 10 ml. Can J Anaesth 2011 ; 58 : 1001-6.

I.V. and perineural dexamethasone are equivalent in increasing the analgesic duration of a single-shot interscalene block with ropivacaine for shoulder surgery : A prospective, randomized, placebo-controlled study

Desmet M, et al. Br J Anaesth 2013 ; 111 : 445−52

デキサメタゾンは投与経路にかかわらず，斜角筋間ブロックの鎮痛効果を延長する

山内　正憲／外山　裕章

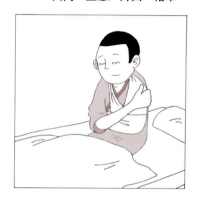

■背景

　肩の術後痛は非常に強い．オピオイドは強い鎮痛効果を持つが，副作用があるため，肩の術後痛に対する標準治療は，斜角筋間ブロックとなっている．痛みが長引く患者ではカテーテルを留置するが，手技が煩雑で侵襲的で，術後フォローも必要となる．局所麻酔薬に他の薬剤（血管収縮薬，クロニジン，ケタミン，ステロイド）を添加し，単回投与の作用時間を延長させる試みがある．デキサメタゾンは，静脈内投与で術後痛に有効で，神経ブロック効果を延長させると報告されてきた[1]．

　本研究は，デキサメタゾンが投与経路にかかわらず，肩の術後痛に対する単回投与の斜角筋間ブロックの効果を延長させるかどうかを，前向き二重盲検法で検証した．

■方法

　内視鏡で肩の手術を受ける18歳以上の患者を対象とし，無作為に3群に分けた．神経ブロックは手術室で行った．外側アプローチで斜角筋膜間に50 mm−22Gの神経刺激針を，2 Hz，0.8 mAの刺激をしながら進めた[2]．0.3−0.5 mAの刺激で上腕二頭筋，三角筋，または前肢の筋肉の収縮が見られたら針先が適切な位置と判断し，R群とRDiv群は2 mlの生理食塩液を，RD群はデキサメタゾン10 mg/2 mlを投与し，さらに全症例で0.5％ロピバカイン30 mlを投与した．このとき，R群とRD群は生理食塩液2 mlを，RDiv群はデキサメタゾン10 mg/2 mlを静脈内に投与した．プロポフォール，レミフェンタニル，シスアトラクリウムを用いて気管挿管による全身麻酔下に手術を行った．術後は回復室で4段階の痛みスコアと3段階の運動機能スコアを記録した．痛みがあるときは患者の希望に応じて鎮痛薬（パラセタモール，ジクロフェナク，ピリトラミド）を投与した．回復室で中等度以上の痛みがあり，さらに運動機能に左右差がなければ，神経ブロック失敗と定義した．手術翌日には各スコアを，術後2日目に今回の鎮痛に対する満足度を記録した．合併症は術後4カ月まで追跡調査した．

■結果

144症例で検討した．神経ブロック施行から鎮痛薬使用までの鎮痛時間は，デキサメタゾンを使用することで有意に延長した（表）．ログランク検定でもR群は他の群よりも有意に早く追加鎮痛薬を使用していた（P＜0.0001）．しかし，RD群とRDiv群に有意差はなかった．ハザード比ではデキサメタゾンの使用以外，作用時間を延長する要素はなかった．術後の痛みスコアは各群間に有意差があった．術後48時間のパラセタモール使用量（P＜0.0001），ジクロフェナク使用量（P＝0.03）はR群で有意に多かった．手術当日に痛みで睡眠を妨げられたのはR群で有意に多かった（P＝0.0004）．鎮痛への満足度は85–98％で群間差はなかった．術後血糖値はRD群で3.8 mg/dl，RDiv群で5.1 mg/dl上昇した．R群で創部の感染が1症例あった．

表　鎮痛効果

	R群	RD群	RDiv群
症例数	46	49	49
神経ブロック失敗症例数	2	1	2
鎮痛薬未使用症例数	2	4	5
鎮痛時間(min)	757	1,405*	1,275*
平均パラセタモール使用量(g)	3.8	2.6*	2.3*
平均ジクロフェナク使用量(mg)	101	59*	56*
痛みによる睡眠障害症例数	27	14*	11*

*R群に対して有意差あり．
[本論文より引用]

コメント

神経ブロックでデキサメタゾンを投与することは広くは認可されていないが，作用時間を1.5–1.9倍延長すると報告されている[3]．今回，デキサメタゾンの静脈内投与でも同等の鎮痛，神経ブロック作用時間延長，さらにはそれらに伴う質の向上に効果があった．この作用機序は明らかではないが，神経周囲での血管収縮効果に伴う局所麻酔薬の吸収抑制が考えられている．また，抗炎症効果として細胞内でシクロオキシゲナーゼ-2（COX-2）やinducible nitric oxide synthase（iNOS）などの炎症物質産生抑制も報告されている．

術後痛に対する末梢神経ブロックは，より少ない量の局所麻酔薬に何らかの添加による作用増強・延長効果を加味することで，より安全かつ簡便になっていくと思われる．

●参考文献

1) De Oliveria GS Jr, et al. Perioperative single dose systemic dexamethasone for postoperative pain : a meta-analysis of randomized controlled trials. Anesthesiology 2011 ; 115 : 575–88.
2) Cummings KC 3rd, et al. Effect of dexamethasone on the duration of interscalene nerve blocks with ropivacaine or bupivacaine. Br J Anaesth 2011 ; 107 : 446–53.
3) Borgeat A, et al. Anaesthesia for shoulder surgery. Best Pract Res Clin Anaesthesiol 2002 ; 16 : 211–25.

The effect of implementation of preoperative and postoperative care elements of a perioperative surgical home model on outcomes in patients undergoing hip arthroplasty or knee arthroplasty

Vetter TR, et al. Anesth Analg 2016;28:1082-8

"PSH:周術期管理システム"による術前・術後ケアは，THAとTKA患者の予後を改善する

山内　正憲／外山　裕章

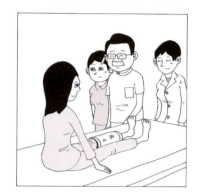

■背景

周術期管理システム（The Perioperative Surgical Home：PSH）は手術に対し，標準化とエビデンスに基づくケアの総合システムで，手術決定から退院までのさまざまな時期において，患者と家族が複雑なケアや治療を理解し実践することをサポートできる．PSHを円滑に運営するには術前・術中・術後に一貫して関与する，周術期医療医である麻酔科医の存在が不可欠である[1]．

本研究は著者らの施設（アラバマ大学）におけるPSHの効果を，その変遷における2つの時期の管理（術前のみと術前＋術後）より疫学的に比較した．そして，PSHの術前および術後因子が与える効果について，①臨床的な質と安全性，②手術運営とコストという2つの観点から検討した．

■方法

19歳以上の人工膝関節術（TKA）または人工股関節術（THA）を施行された患者を対象として，非ランダム化後ろ向き研究として患者データを解析した．

術前介入のみを行っていた群（Pre-PSH群）と，それに加えて術後介入も行った群（Post-PSH群）に分け（表），それぞれ2008年10月からの24カ月間と，術後介入も開始して継続していた2013年1月からの24カ月間の患者データを解析した．

Pre-PSH群は術前，preoperative assessment, consultation, and treatment（PACT）clinicにおいて既往歴の確認，術前検査（採血，心電図，胸部単純X線写真，必

表　Post-PSHでの内容

- 麻酔-集中治療医が周術期のプライマリーケア医もしくは周術期医としての役割を果たす
- PACU，ICUそして一般病棟へと至る統合した術後ケアを行う
- 医療者によるケアを統一する
- 専門看護師の最大限の関与を継続する
- 患者と家族の不安軽減のために医療者との関係を親密にする
- 患者の退院計画やその後のリハビリテーションなどへの関与と十分な話し合いを行う

要に応じて心エコーなど)を行い,麻酔科医が,麻酔の内容,リスク,術後鎮痛や術後目標を説明し,術後は関連施設の ICU や一般病棟で,必要に応じて集中治療医にコンサルトした.データは術中および術後ケアのチームも共有した.

Post-PSH 群は麻酔-集中治療医,専門看護師が加わり,Pre-PSH に加え,薬剤師の周術期の薬物説明プログラム,区域麻酔の教育と同意も PACT clinic で行われた.術後は整形外科の術後ケア病棟で,麻酔-集中治療医チームが継続して回診を行った.THA と TKA の術者や術式のレベル,麻酔,術後運動やリハビリテーションに大きな変化はなかった.臨床の質・安全性,手術,治療費について診療録から記録して統計解析を行った.

■結果

患者数は Pre-PSH 群は 1,225 症例,Post-PSH 群 1,363 症例であった.背景因子では男性,THA 患者,再置換術,ASA-PS 分類の重症患者が Post-PSH 群で有意に多かった.両群とも死亡患者はいなかった.

術前 24 時間から術後 24 時間までの輸血患者数(26.5% vs 16.1%,オッズ比 0.53,$P < 0.001$),輸血単位数($P = 0.047$)に有意差があった.Post-PSH 群で予定どおり手術開始した患者の割合が 7.2% 増加(オッズ比 2.54,$P < 0.001$),麻酔に関連した延期が 5.8% 減少(オッズ比 0.66,$P < 0.001$),ICU 入室が 2.2% 減少(オッズ比 0.45,$P = 0.05$),ICU 滞在日数が 0.6 日減少($P = 0.028$)した.入院日数,再入院率に有意差はなかった.手術に関連しない費用は THA で 432 US ドル,TKA で 601 US ドルと Post-PSH 群で減少した($P < 0.001$).

コメント

本研究期間の治療総額は,より新しい治療を行った Post-PSH 群が高額だったが,この原因のほとんどは手術室費用,手術器具および人工関節の費用であった.

著者らの施設の THA と TKA において,麻酔科医が周術期医として関わる PSH は,手術に関連した予後や計画的な手術・麻酔運営を改善し,ケアや周術期治療の医療費を下げることにつながった.このことから,今後さらに PSH を拡大することは有意義と考えられる.わが国の周術期外来は,術前への介入が中心となっているが,麻酔科医が術後管理にも積極的に介入していくことが求められている.

●参考文献
1) Vetter TR, et al. An analysis of methodologies that can be used to validate if a perioperative surgical home improves the patient-centeredness, evidence-based practice, quality, safety, and value of patient care. Anesthesiology 2013 ; 119 : 1261-74.

13

呼吸器外科手術

Pressure-controlled ventilation and intrabronchial pressure during one-lung ventilation
Rozé H, et al. Br J Anaesth 2010 ; 105 : 377-81

気管支内圧を考えると，一側肺換気中には従圧式換気が望ましいか？

中山　禎人

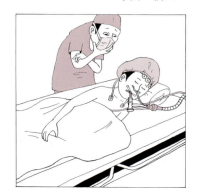

■背景

　従圧式換気(pressure control ventilation：PCV)は，従量式換気(volume control ventilation：VCV)と比べて一側肺換気(one-lung ventilation：OLV)中における最高気道内圧や肺内シャントを低減させることが以前より示されている[1)2)]．その一方で，同じ1回換気量におけるPCVとVCVでの最高気道内圧の違いは，ダブルルーメンチューブ(double lumen tube：DLT)の内腔の狭さによるものであることを指摘されていた．本論文において著者らは，近位の呼吸回路内とDLT遠位端の気管支内圧において同時に気道内圧を測定し，OLV中にVCVからPCVに切り替えたときの最高気道内圧の違いを検討した．

■方法

　OLV 15症例において，全身麻酔導入後に男性39 F，女性37 FのRüsch社製左用Broncho-part® を気管挿管した．一定の換気量を用いてVCVで20分間換気した後に同一換気量のPCVに切り替え，各モードで20分間換気したときの回路内圧と主気管支内圧をそれぞれ測定した．主気管支内圧は，DLT内に留置した外径2 mm，内径0.9 mmの耐圧カテーテルを通じて測定した．測定値の検定にはunpairedまたはpaired two-sample t-testsを，呼吸パラメータの推移についてはtwo-way analysis of variance(ANOVA)を用い，$P<0.05$を有意とした．

■結果

　VCVと比べてPCVではOLV中の最高気道内圧が低かった．回路内では$36±4$ vs $26±3$ cmH_2O($P<0.0001$)，主気管支内では$23±4$ vs $22±3$ cmH_2O($P<0.01$)であった．低下の程度は主気管支内より回路内のほうが有意に大きかった($5±6$ vs $29±3$％，$P<0.0001$)．このため，PCVを用いることで生じる最高気道内圧の

低下は，おもに回路内で生じるものであることが示唆された．

コメント

　本研究では，OLV 中は，どちらの呼吸モードを用いても肺への影響は同等と推測しており，話題になったが，この研究では，症例数が 15 症例と少ないこと，VCV から PCV への順序でしか研究を施行していないこと，非盲検法・非無作為のデザインであること，carry-over effect を除外していないことなど，種々の limitation がある．また，主気管支内圧測定用の圧ラインは気管チューブよりもさらに細く長いため，リアルタイムで正確な圧を反映していたかどうかの疑問も残り，その検証も行われていない．さらに，本研究以後の追試が見あたらないことも疑問である．したがって，PCV-OLV において，主気管支内の最高気道内圧の変化が回路内ほど大きくないことは事実かもしれないが，VCV-OLV でも全く問題がないかというと，これは疑わしいと言わざるをえない．

　OLV 中の PCV と VCV での呼吸管理において，3 次元経食道心エコーを用いて右心室機能などを比較・検討した報告[3]では，PCV では気道内圧が低下することで右室後負荷を軽減させたため，VCV に比べて右室機能を保持し，コンプライアンスを低下させたことを示している．

　PCV は VCV と比べて肺内シャントを低減させ，リクルートメント効果も期待される．著者らは，PCV での管理においては気道抵抗や肺胞・胸郭コンプライアンスの急な変化により，設定圧を頻回に調節しなければならない煩雑さがあるとしているが，このような場合には，まずは喀痰貯留やチューブトラブルへの対処など，根本原因への正しい対応を行うことが本筋である．また，換気量の保証は，次項でも紹介する，1 回換気量保証機構付き従圧式換気で解決可能である．以上をまとめると，換気量をきちんとモニタリングする前提のうえでは，圧外傷を防ぐ意味でも OLV における呼吸管理であえて VCV を選択する理由はあまりないようである．

●参考文献

1) Cadi P, et al. Pressure-controlled ventilation improves oxygenation during laparoscopic obesity surgery compared with volume-controlled ventilation. Br J Anaesth 2008；100：709-16.
2) Balick-Weber CC, et al. Respiratory and haemodynamic effects of volume-controlled vs pressure-controlled ventilation during laparoscopy：a cross-over study with echocardiographic assessment. Br J Anaesth 2007；99：429-35.
3) Al Shehri AM, et al. Right ventricular function during one-lung ventilation：effects of pressure-controlled and volume-controlled ventilation. J Cardiothorac Vasc Anesth 2014；28：892-6.

Applications of pressure control ventilation volume guaranteed during one-lung ventilation in thoracic surgery
Pu J, et al. Int J Clin Exp Med 2014 ; 7 : 1094-8

一側肺換気において，PCV-VGモードは有用である

中山　禎人

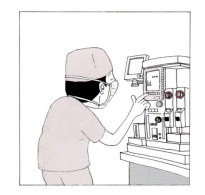

■背景

　従量式換気（VCV）の一側肺換気（OLV）時には，最高気道内圧が過度に上昇し，圧外傷や，換気血流不均衡を惹起する可能性がある．また，従圧式換気（PCV）はこれらの可能性を低減するが，換気量が保証されない，という問題がある．近年，この問題を解決するために1回換気量保証機構付き従圧式換気（PCV-VG）が活用されるようになったが，まだその研究報告は少ない．著者らはPCV-VGの有用性を評価するために，OLVにおける吸気圧，酸素化，血行動態についてVCVと比較・検討した．

■方法

　OLVが必要な開胸手術患者20症例を2群に分け，OLV中にVCVとPCV-VGとでクロスオーバーデザインを用いて比較した．A群は，最初にVCVを30分間行い，その後PCV-VGに変更し，B群は逆に，最初にPCV-VGを30分間行い，その後VCVに変更した．血液ガス分析，最高吸気圧，平均吸気圧，プラトー吸気圧のそれぞれを，①両肺換気30分後，②VCVまたはPCV-VGによるOLV開始30分後，③PCV-VGまたはVCVに変更した30分後，④両肺換気に戻した30分後の時点で測定した．それぞれの時点での血行動態も同時に測定した．統計は，carry-over effectについて検討した後にt-testを，またそれぞれの時間における値の比較には反復測定分散分析を行った．$P < 0.05$を有意とした．

■結果

　A群ではOLV中のVCV，PCV-VGでの最高吸気圧，プラトー吸気圧，平均吸気圧（いずれもmmHg）はそれぞれ28.7 ± 3.8 vs 24.1 ± 3.8, 25.6 ± 3.9 vs 23.0 ± 4.1, 9.8 ± 0.9 vs 9.3 ± 0.9，B群ではそれぞれ28.7 ± 3.6 vs 24.4 ± 2.2, 25.3 ± 3.0 vs 23.1 ± 2.1, 10.2 ± 3.3 vs 9.7 ± 3.5と，いずれの吸気圧もVCVと比べ

てPCV-VGでより低かった．A群ではOLV中のVCV，PCV-VGでのPa$_{O_2}$はそれぞれ170.6±20.8 vs 215.8±25.7，B群ではそれぞれ160.4±19.2 vs 223.9±23.7と，PCV-VGではVCVと比べてOLV中のPa$_{O_2}$が有意に高かった．

コメント

　人工呼吸中の換気モードとしては，VCVとPCVが代表的である．VCVは設定した換気量だけガスを送るので，回路などにリークがなければ設定換気量は維持できるが，特にOLVでは患者の肺や気道の状況によっては圧が過度に上昇し，圧外傷を起こす可能性が危惧されることが欠点である．一方，PCVは設定した吸気圧を設定した吸気時間中ずっと維持するようにガスを送るので，設定圧以上の圧上昇はないが，患者の肺や気道の状況によっては低換気を起こす可能性があることが欠点である．

　これらの問題を克服するために，近年PCVの換気様式をベースにして，吸気圧を自動的に増減することにより換気量保証を可能とした換気モードであるPCV-VGが，特に高機能の麻酔器を中心に普及しつつある．この換気モードを用い，同時にカットオフの上限圧も設定しておくことにより，気道内圧の過度な上昇を防ぐというPCVの換気様式の利点を保持しながら，片肺・両肺換気の双方で設定換気量を確保するという高品質かつ簡便な呼吸管理が可能となった．本研究の結果では，PCV-VCは気道内圧を有意に低く保ち，またPa$_{O_2}$も有意に高値であった．本研究は，前項のRozéら[1]の報告と異なり，クロスオーバーの無作為のデザインであり，carry-over effectも除外しており症例数も増えているため，一定の信頼性がある．また，本研究はPCV-VGを用いた研究であるが，PCV-VGの気道内圧曲線はPCVと同一であるため，PCVに関する過去の報告も参考にすることが可能である．PCVがVCVと比較してOLV中の酸素化を改善するという報告は過去にもあるが，その数は多くはなく[2,3]，PCVの酸素化改善効果の有無については，今後のさらなる研究が待たれるところである．しかし，いずれにせよ現時点でPCV-VGの欠点は見あたらないので，OLVにおける質の高い呼吸管理のために本モードのさらなる普及を期待したい．

●参考文献

1) Rozé H, et al. Pressure controlled ventilation and intrabronchial pressure during one-lung ventilation. Br J Anaesth 2010 ; 105 : 377-81.
2) Tuğrul M, et al. Comparison of volume-controlled with pressure-controlled ventilation during one-lung anaesthesia. Br J Anaesth 1997 ; 79 : 306-10.
3) Sentürk NM, et al. Effects of positive end-expiratory pressure on ventilatory and oxygenation parameters during pressure-controlled one-lung ventilation. J Cardiothorac Vasc Anesth 2005 ; 19 : 71-5.

一側肺換気中における低換気量での呼吸管理は適切か？

Effects of tidal volume and PEEP on arterial blood gases and pulmonary mechanics during one-lung ventilation
Kim SH, et al. J Anesth 2012；26：568-73

中山　禎人

■背景

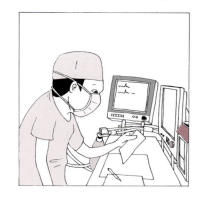

　一側肺換気(OLV)のおもな問題点として低酸素血症が挙げられる．呼気終末陽圧(positive end-expiratory pressure：PEEP) を付加した5-6 ml/kgでの管理は，高1回換気量での管理より肺保護的であるとの報告がある．これを検証するために，高1回換気量と低1回換気量およびPEEPの有無という呼吸設定がPa_{O_2}および肺胞メカニクスに及ぼす影響を検討した．

■方法

　VATSで肺部分切除術を受けるASA-PS分類Ⅰ・Ⅱで16-65歳の60症例をOLV中の1回換気量とPEEPの組み合わせによって以下の3群に分けた．Ⅰ群：高1回換気量(10 ml/kg, n = 20)，Ⅱ群：低1回換気量(6 ml/kg + PEEPなし, n = 20)，Ⅲ群：低1回換気量(6 ml/kg + PEEP 5 cmH$_2$O, n = 20)．血行動態，肺胞メカニクス，動脈血ガスをOLV前(T_0)，OLV後5(T_1)，15(T_2)，30(T_3)，45(T_4)分に測定した．結果の検定には，それぞれの群における血行動態，P_{aw} peak, P_{aw} plat, P_{aw} mean，コンプライアンス，$Pa_{O_2}/F_{I_{O_2}}$ ratio(P/F比)はrepeated-measures analysis of variance(ANOVA)とScheffe post hoc testを用いた．群内の測定点間の比較にはone-way ANOVA，OLV中の低酸素血症の頻度の比較にはχ^2 testを用いた．P < 0.05を有意とし，数値はmean ± SDで表した．

■結果

　術中の低酸素血症の頻度はⅠ群で1症例(5%)，Ⅱ群で14症例(70%)，Ⅲ群で13症例(65%)と，その頻度はⅠ群に比べてⅡ・Ⅲ群で有意に高かった(P < 0.05)．平均血圧と心拍数は3群間で有意差はなかった．P_{aw} peak, P_{aw} plat, P_{aw} meanはⅡ群で最も低かった(P < 0.01)．コンプライアンスは3群間で有意差がなかった．OLV中のP/F比はⅡ・Ⅲ群ではPEEPの有無にかかわらずⅠ群よりも有意に低かった．

コメント

　本研究は，OLV中6 ml/kgの低1回換気量での呼吸管理は，PEEPの有無にかかわらず高1回換気量での管理と比較して有意に低酸素血症を惹起したというものである．1990年代にAmatoらはARDS症例の呼吸管理において，最高気道内圧を可能なかぎり低く抑える，肺保護戦略(lung protective strategy)を提唱した．この呼吸管理法は，圧-容量曲線のlower inflection pointより高いPEEP, 低い1回換気量(< 6 ml/kg), 最高気道内圧< 40 cmH$_2$Oという条件に要約される．OLV中の1回換気量は，従来は8-12 ml/kgが推奨されていたが，肺保護戦略の考え方の提唱より，5-6 ml/kgで行うことが一般的となっている．しかしながら，ARDSとOLVの呼吸生理は似て非なるものであるため，OLVでは独自の肺保護戦略による呼吸管理が求められる．近年では本研究のように，行き過ぎた低1回換気量によるOLV管理の弊害についての報告も散見されるようになってきたことは注目に値する．必要十分な換気量を確保しない呼吸管理では，換気側肺に周囲からの圧迫による無気肺発生の危険性が増す可能性が否めない．また，現在ではOLV中のPEEPは，必ずしもPa$_{O_2}$を増加させないという考え方が世界的に広まってきているが，それを裏づけるように本研究でも，II・III群ではPEEPの有無にかかわらず酸素化の大きな違いは認められていない．

　いわゆるpermissive hypercapniaについては，細胞に対して保護的であるという見解[1]と，肺の炎症反応を増幅するという見解[2]がある．手術症例の高齢化に伴い，hypercapniaを容認できない合併症を有する症例も増えてきていることもあり，ルーチンのhypercapniaでの管理には危険が伴うといえる．行き過ぎたCO$_2$上昇は，心機能低下や心室性不整脈，低酸素血症や重篤な高カリウム血症を招くなどの危険性がある[3]ため，従圧式換気によって低い気道内圧で管理できるのであれば，hypercapniaは特殊な事情がないかぎり軽度にとどめるのが安全であろう．行き過ぎた低1回換気量でのOLV管理について，もう一度見直す時期にきているのではないだろうか．

● 参考文献

1) Sinclair SE, et al. Hypercapnic acidosis is protective in an *in vivo* model of ventilator-induced lung injury. Am J Respir Crit Care Med 2002 ; 166 : 403-8.
2) Lang JD, et al. Hypercapnia via reduced rate and tidal volume contributes to lipopolysaccharide-induced lung injury. Am J Respir Crit Care Med 2005 ; 171 : 147-57.
3) Morisaki H, et al. Permissive hypercapnia during thoracic anaesthesia. Acta Anaesthesiol Scand 1999 ; 43 : 845-9.

COPD 症例の一側肺換気中において、PEEP の付加は適切か？

How do COPD and healthy-lung patients tolerate the reduced volume ventilation strategy during OLV ventilation
Michelet P, et al. Acta Anaesthesiol Scand 2010 ; 54 : 1128-36

中山　禎人

■背景

　肺保護戦略の一環として、一側肺換気(OLV)中に1回換気量を減少させる方法が推奨されてきた。術前の肺機能の状態によってはこの設定に耐えられない可能性があるが、その詳細は十分に検証されていない。そこで、健常肺症例と慢性閉塞性肺疾患(chronic obstructive pulmonary disease：COPD)症例のOLV中において低1回換気量、呼気終末陽圧(PEEP)なしという設定で呼吸管理を行い、術中と術後における肺機能を評価して比較した。

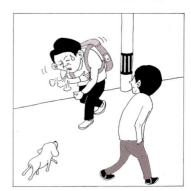

■方法

　肺がんのために肺葉切除術が予定された健常肺機能(n = 24)および中等度のCOPD(n = 24)の計48症例を、両肺換気時に9 ml/kg、OLV時に6 ml/kg、いずれもPEEPなしで換気した。術中ガス交換能、静脈血混合、呼吸力学的物性、術後肺機能検査などにより肺機能を評価した。結果の検定には、量的変数にはStudent t-testまたはMann-Whitney U-testを、質的変数にはPearson χ^2 またはFisher exact testを用いた。Pa_{O_2}/F_{IO_2} ratio(P/F比)と時間・呼吸状態の関連にはtwo-way repeated measures analysis of varianceとTukey post-hoc testを用いた。$P < 0.05$ を有意とし、数値はmean ± SDで表した。

■結果

　Pa_{O_2} は両肺換気では健常肺群で高かったが、OLVでは両群間に有意差を認めなかった。さらに、P/F比は健常肺群でCOPD群に比べてより悪かった(exclusion 後はベースラインの50 ± 13 vs 72 ± 19%、開胸後は32 ± 15 vs 51 ± 25%、それぞれ $P < 0.05$)。また、静脈血混合も同様の結果だった。術後の肺機能検査では、努力肺活量(FVC)と努力呼気肺活量(FEV)は健常肺群でより低下していた。

コメント

　本研究において OLV 中に PEEP なし・1 回換気量 6 ml/kg と換気量を減じた呼吸管理は，健常肺群より中等度 COPD 群でより肺機能を保った．つまり，中等度 COPD 症例では，低 1 回換気量での OLV でも PEEP がなくても肺機能が保たれたことを報告している．ここでは，OLV 時の PEEP の必要性について考察するが，PEEP については，肺保護戦略の盲信により，OLV 時にルーチンで用いている麻酔科医はいまだに多い印象がある．OLV 時に PEEP を用いる根拠としては，低 1 回換気量時における肺胞の開存性の担保や酸素化の改善，肺障害の軽減作用などが挙げられる．しかしながら，Slinger ら[1]は換気側肺に 5 cmH$_2$O の PEEP を付加する前後での Pa$_{O_2}$ の変化を研究し，20％以上改善した患者の割合は 14％，変化がなかったものが 65％で，残りの 21％の患者では逆に 20％以上低下したと報告しており，これを緒としてその後同様の報告が多く散見されている．これらより，現在では OLV 中の PEEP は，必ずしも Pa$_{O_2}$ を改善させないという考え方が世界的に広まってきている．OLV 時に換気側に PEEP を用いることにより，気道内圧の上昇を招くことは確実であり，気道内圧をなるべく低く保つという肺保護戦略の理念と矛盾するばかりでなく，それによる換気側の肺血管抵抗の上昇と非換気側への血流シフトによるシャント血流増加や低酸素血症を招く結果となるケースを日常よく経験するのも事実である．また，OLV 中の内因性 PEEP は両肺換気中より高いことが知られており，特に COPD の重症症例では OLV 中の内因性 PEEP が非常に高いことが報告されている[2]．もともと内因性 PEEP が高い状態にある COPD 症例の OLV 管理でさらに PEEP を付加すると，PEEP の総和が想定外に高くなってしまう結果となることも報告されている[3]．近年，中高齢者の肺手術症例では，多くの割合で COPD を合併しているため，OLV において PEEP の使用が望ましい症例は，かなり限定されると結論できる．PEEP に頼らずに肺胞を開存させるためには，術中の十分な喀痰吸引を行った後に，効果的な肺胞リクルートメント手技を行うべきと考える．

●参考文献

1) Slinger PD, et al. Relation of the static compliance curve and positive end-expiratory pressure to oxygenation during one-lung ventilation. Anesthesiology 2001 ; 95 : 1096-102.
2) Ducros L, et al. Pulmonary air trapping during two-lung and one-lung ventilation. J Cardiothorac Vasc Anesth 1999 ; 13 : 35-9.
3) Slinger PD, et al. The interaction between applied PEEP and auto-PEEP during one-lung ventilation. J Cardiothorac Vasc Anesth 1998 ; 12 : 133-6.

Effects of volatile and intravenous anesthesia on the alveolar and systemic inflammatory response in thoracic surgical patients

Schilling T, et al. Anesthesiology 2011 ; 115 : 65–74

胸部外科症例において全身麻酔薬は何を選択すべきか？

中山　禎人

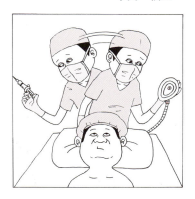

■背景

　一側肺換気（OLV）は肺胞の炎症反応を促進するが，その程度は麻酔薬の種類に依存する．本研究では，胸部外科手術症例において吸入麻酔薬と静脈麻酔薬が肺胞・全身炎症反応に及ぼす影響を検討した．

■方法

　OLV管理が必要な開胸手術患者64名を無作為にプロポフォール投与群（4 mg/kg/hr投与：n＝21），デスフルラン群（1 MAC投与：n＝21），セボフルラン群（1 MAC投与：n＝21）の3群に分けた．鎮痛はレミフェンタニル0.25 μg/kg/hrを用いた．気管挿管後，すべての症例において呼吸モードはPCVで，OLV中にF_{IO_2} 0.8未満，1回換気量7 ml/kg（理想体重），最高気道内圧＜30 cmH$_2$O，Pa_{CO_2}が40 mmHgとなるように呼吸回数を調整して換気した．気管挿管直後と術後に，気管支鏡による気管支肺胞洗浄を行った．洗浄液と血清中の炎症性サイトカインの発現をmultiplexed bead-based immunoassayを用いて調べた．結果の検定にはtwo-way ANOVAとBonferroniのpost-hoc multiple comparisonを用いたが，腫瘍壊死因子α（TNF-α），インターロイキン（IL）-1β，IL-10の肺胞濃度についてはnonparametric Friedman testとKruskal-Wallis H-testを用いた．P＜0.05を有意とし，数値はmedian（interquartile range）で表した．

■結果

　炎症性サイトカインはOLVの換気側肺で術後に増加した．デスフルラン・セボフルラン麻酔時に比べ，プロポフォール麻酔時により多くのメディエータの放出を認めた．TNF-αはプロポフォールで5.7（8.6），デスフルランで1.6（0.6），セボフルランで1.6（0.7）であった．IL-8はプロポフォールで924（1,680），デスフルランで390（813），セボフルランで412（410）で，同様にIL-1βの値も吸入麻酔薬使用時に低値であった（それぞれ単位はpg/ml）．術後の血清中IL-6はすべての症例で増加していたが，ほかの血

清中炎症性サイトカインの上昇は認められなかった．

■コメント

　OLV 中に生じる肺内の炎症反応は，手術による機械的損傷，OLV による肺虚脱と再拡張，肺胞内の低酸素状態，虚血再灌流傷害，高濃度酸素吸入に基づく障害，気道内圧上昇などの，多くの因子に起因する[1]が，全身麻酔薬によっても影響を受けることが示されている[2]．

　本研究では，デスフルランとセボフルランは OLV や手術に伴う肺胞局所の炎症を抑えることが示された．揮発性吸入麻酔薬は，1980 年代から *in vitro* で OLV 時の低酸素性肺血管攣縮（hypoxic pulmonary vasoconstriction：HPV）を抑制すると報告されているが，臨床研究では，プロポフォールまたは吸入麻酔薬での麻酔管理において，OLV 中の酸素化は両群で有意差がないとする報告が多く，実際の臨床使用濃度では OLV 中の酸素化において静脈麻酔薬，吸入麻酔薬に差はないとする考え方が現在では主流となっている．

　また，デスフルラン，セボフルランには 1 MAC で約 20％もの気管支拡張作用があり，これは特に呼吸器外科手術では有利となる[3]．ただし，デスフルランでは，2 MAC まで上昇させると逆に気道抵抗が増加するため，高濃度での使用は避けるべきである．また，デスフルラン麻酔はプロポフォールによる全静脈麻酔よりも覚醒が早い．呼吸器外科では術後早期の確実な気道開通や呼吸機能回復が重要である．特に長時間手術，肥満，高齢者などの症例においては，覚醒・回復が速やかで，術後の呼吸機能抑制が少ないデスフルランは最適な全身麻酔薬といえる．

　本研究では，デスフルランとセボフルランは OLV や手術に伴う肺胞局所の炎症を抑制することが示されたが，その一方で全身性の炎症は必ずしも抑制しないという結果が得られた．吸入麻酔薬の肺胞での抗炎症効果が，実際の患者予後にどれだけ寄与するかは，今後のさらなる研究成果を待ちたいが，OLV を伴う麻酔管理においては，吸入麻酔薬，特にデスフルランの積極的な使用は推奨されると考える．

●参考文献

1) Sun B, et al. Effects of volatile vs. propofol-based intravenous anesthetics on the alveolar inflammatory responses to one-lung ventilation : a meta-analysis of randomized controlled trials. J Anesth 2015 ; 29 : 570-9.
2) De Conno E, et al. Anesthetic-induced improvement of the inflammatory response to one-lung ventilation. Anesthesiology 2009 ; 110 : 1316-26.
3) Dikmen Y, et al. Pulmonary mechanics during isoflurane, sevoflurane and desflurane anaesthesia. Anaesthesia 2003 ; 58 : 745-8.

14

その他の手術

亜酸化窒素は，術後痛の遷延化を抑制する

紙谷　義孝

■背景

術後の慢性痛は，"少なくとも3カ月以上遷延する，手術操作の後に生じる痛みであり，がんの再発やそれ以前からある疼痛症候群を除いたもの"と定義される．遷延する術後痛には興奮性アミノ酸受容体の一つである N-メチル-D-アスパラギン酸（NMDA）受容体の関与が示唆されているため，NMDA 受容体は術後痛の治療標的の一つとして考えられている．亜酸化窒素は NMDA 受容体抑制作用を持ち，亜酸化窒素の吸入が神経障害性痛モデルラットにおいて異痛症（痛くない程度の触刺激を痛

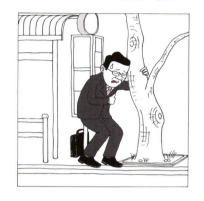

みに感じること）や痛覚過敏を抑制することが知られていた[1]が，ヒトでの効果は不明であった．

■方法

著者らのグループは，亜酸化窒素の安全性を検証する大規模多施設ランダム化前向き試験である ENIGMA（Evaluation of Nitrous Oxide In the Gas Mixture for Anesthesia）トライアルを 2003 年 4 月から 2004 年 12 月にかけて行った．ENIGMA トライアルは，70％亜酸化窒素-30％酸素もしくは 80％酸素-20％窒素をベースとしたキャリアガスを用いて，2 時間以上の非心臓手術を受ける 18 歳以上の患者を対象に無作為割り付けして行われた研究である．全身麻酔の際の亜酸化窒素の吸入によって，術後の悪心・嘔吐（postoperative nausea and vomiting：PONV），創感染，無気肺・肺炎といった術後早期の合併症ばかりでなく，術後 3-5 年後の心筋梗塞の発生率が上昇することをすでに他誌に報告している[2]．

著者らは，ENIGMA トライアルに参加した患者のうち，香港の Prince of Wales 病院で経過観察されていた患者 640 人に電話によるインタビューを行い，術後痛における亜酸化窒素吸入の影響と総合的な健康状態を聴取した．さらに診療録から，手術の場所，周術期の疼痛に対する visual analog scale（VAS）などを記録した．

■結果

　全体の10.9％に，術後から継続し，治療を要する遷延性術後痛を認めたが，亜酸化窒素を投与された群では7％の発生率だったのに対し，亜酸化窒素を投与されなかった群では14.8％と，ほぼ2倍の発生率であった．一方，重篤な術後急性痛の発生率は，亜酸化窒素投与の有無で有意差が認められなかった（投与群：8.9％，非投与群：12.4％）．また，遷延性術後痛に影響するそのほかの因子として，手術創の長さ，創感染，重篤な術後急性痛，周術期の不安の存在が明らかになった．

■コメント

　遷延性術後痛はいわゆる神経障害性痛の診断基準を満たし，手術創の長さ，創感染は創部における神経の障害を増加させる因子であることから，重篤な術後急性痛は遷延性術後痛の要因の一つと考えることができる．しかし，本研究から，鎮痛作用をもつとはいえ，術直後に呼出され，とうに効果が切れているはずの亜酸化窒素投与の有無が遷延性術後痛に影響を及ぼしていることが明らかになった．

　亜酸化窒素は，臨床で使用可能な麻酔薬のうち，ケタミン，キセノンと並ぶNMDA受容体の拮抗作用を主とする麻酔薬で，麻酔作用と同時に鎮痛作用を有することが特徴である．痛みの伝達・持続には痛覚伝導路における興奮性神経伝達の持続的な増強が重要だと考えられており，神経の直接的な障害や組織障害によって，痛みの入力を受ける脊髄後角やより中枢の痛みに関与する神経核における興奮性神経伝達の強度が，持続的に増強するという現象が動物実験において知られている．一方，興奮性神経伝達の増強にはNMDA受容体の活性化が必須で，NMDA受容体の拮抗薬はそのような神経伝達の増強を抑制することが知られているため，組織障害もしくは炎症などの刺激が加わったまさにそのときにNMDA受容体を抑制できる薬物が存在していると，その後長期にわたる興奮性神経伝達が抑制できると考えられている[3]．

　亜酸化窒素はわが国においても以前はどこの手術室でもごく一般的に使用されていた麻酔薬である．しかし，最近は使用頻度が低下し，今では全く使用したことがない，という麻酔科医も少なくない．しかし，遷延性術後痛は術後の生活の質（quality of life：QOL）を損なう要因の一つであり，亜酸化窒素がそれを抑制できるのであれば，遷延性術後痛を来しやすい手術の際には有効かもしれない．

●参考文献

1) Richebe P, et al. Nitrous oxide revisited : evidence for potent antihyperalgesic properties. Anesthesiology 2005 ; 103 : 845-54.
2) Myles PS, et al. Avoidance of nitrous oxide for patients undergoing major surgery : a randomized controlled trial. Anesthesiology 2007 ; 107 : 221-31.
3) Ikeda H, et al. Synaptic amplifier of inflammatory pain in the spinal dorsal horn. Science 2006 ; 312 : 1659-62.

Intraoperative use of ketorolac or diclofenac is associated with improved disease-free survival and overall survival in conservative breast cancer surgery

Forget P, et al. Br J Anaesth 2014 ; 113（Suppl 1）: i82-7

非ステロイド性抗炎症薬の単回使用は，乳がんの再発を減少させる

紙谷　義孝

■背景

　手術は固形がん治療における重要な要素の一つであるが手術そのものは，腫瘍増殖や播種の悪化に関係しているとされる急性炎症の原因となる．非ステロイド性抗炎症薬（nonsteroidal anti-inflammatory drugs：NSAIDs）の代表であるアスピリンを慢性的に服用すると，がんの予防に効果があるといういくつかの先行研究だけでなく，後ろ向き研究ではあるが，NSAIDsを術中に使用すると乳がんおよび肺がん術後の予後が良いことが示唆されている．しかし，NSAIDs単回使用のがん再発への影

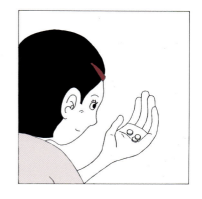

響は十分に検証されていなかった．著者らは，乳房温存手術を受ける初回乳がん手術の患者で，ケトロラクもしくはジクロフェナクの術中単回投与を受けた患者とそうでない患者の無腫瘍期間を後ろ向きに比較・検証した．

■方法

　ベルギーの単施設において2003-2008年に乳がんの摘出術を受けた1,782名の患者のうち，過去5年以内にそのほかのがんに罹患した患者などを除いた720名を研究対象とした．対象となった患者はすべて同じ術者により手術され，術後の化学療法，放射線療法は国際的なコンセンサスにのっとって施行された．調査項目は，術前の年齢，身長，体重など，腫瘍の大きさ，組織学的なグレードとタイプ，エストロゲンおよびプロゲステロン受容体の有無，がん遺伝子の一つであるHER-2の発現の有無，リンパ節および多臓器への浸潤・転移の状況，化学療法，放射線療法，ホルモン療法の有無とされた．患者は術中にNSAIDsを投与された群（510名）とそうでない群（210名）に分けられ比較された．NSAIDsはケトロラクもしくはジクロフェナクのどちらかが，麻酔科医の判断で執刀前に投与された．すべての手術は全身麻酔下に行われた．術前の末梢血好中球／リンパ球比（neutrophil/lymphocyte ratio：NLR）がルーチン検査として測定され，データベースに登録されていた．

総生存期間，無病生存期間と術中のNSAIDs投与の関係および術前NLRの予後予測効果が検討された．評価エンドポイントは，手術からの総生存期間，無病生存期間（再発もしくは死亡まで）とし，カプラン-マイヤー解析で検討された．新たに発生した乳がんは再発とみなさなかった．NLRの予後に対する予測効果の判定には単変量コックスモデルとログランクテストが用いられ，単変量解析で抽出された危険因子のうち，予後に関係するものがコックス回帰分析を用いて抽出された．

■結果

調査期間の中央値は69.8カ月で，72名に再発が認められ，37名の患者が死亡した．単変量解析の結果，エストロゲン受容体陰性症例，NLR＞3.3と並んでNSAIDsを術中に使用しないことが，無腫瘍期間が有意に短くなるリスクと認められ，生存曲線を用いた解析でも同様の結果だった．さらに年齢，腫瘍径，組織学的グレード，リンパ節浸潤の有無，エストロゲン受容体の有無，HER-2発現の有無，NLR＞3.3，NSAIDsの使用の有無に対して多変量コックス回帰モデルを用いた解析を行い，腫瘍径，NLR＞3.3に加えてNSAIDsの不使用が独立した危険因子とされた．

■コメント

著者らは以前，乳がん，肺がんにおいてNSAIDsが予後を改善する可能性があることを後ろ向き研究で示した[1]が，今回の研究はそれを支持する内容である．興味深いことに，前立腺がんの患者では，術中のNSAIDsの使用が無病生存期間の延長に寄与しないことが示されており[2]，NSAIDsの予後延長効果が腫瘍特異的である可能性を示唆している．また，今回使われたNLRという指標は，白血球中のリンパ球がどれだけあるか，ということを示しており，リンパ球数が相対的に多いほど予後が良かった．これは腫瘍免疫に関与するリンパ球が多いほど無病生存期間が長い，ということを示しており，腫瘍免疫ががんの予後に重要であることを示唆している．近年臨床応用された免疫チェックポイントPD-1阻害薬の優れた抗がん作用を考えると，納得できる結果である．

たった1回のNSAIDsの術中投与でがんの再発抑制効果があった，というのは驚きである．今のところNSAIDsは鎮痛補助薬としての役割しか与えられていないように思われるが，もっと積極的に使用すべきかもしれない．

●参考文献

1) Forget P, et al. Neutrophil : lymphocyte ratio and intraoperative use of ketorolac or diclofenac are prognostic factors in different cohorts of patients undergoing breast, lung, and kidney cancer surgery. Ann Surg Oncol 2013 ; 20(Suppl 3) : S650-60.
2) Forget P, et al. Do intraoperative analgesics influence oncological outcomes after radical prostatectomy for prostate cancer? Eur J Anaesthesiol 2011 ; 28 : 830-5.

TIVA での麻酔管理は，がん手術後の再発率を低下させる

Long-term survival for patients undergoing volatile versus IV anesthesia for cancer surgery : A retrospective analysis
Wigmore TJ, et al. Anesthesiology 2016 ; 12 : 69-79

紙谷　義孝

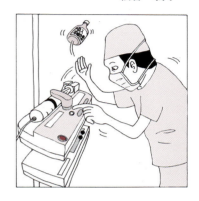

■背景

　麻酔技術の進歩に伴い，安全性や外科医にとって快適な術野を提供できるようにだけではなく，良好な術後鎮痛や術後早期の回復まで求められるようになってきたが，最近では質的な問題ばかりでなく，麻酔法によって患者の予後にも寄与しうるというデータが蓄積されつつある．基礎研究ではオピオイドにより腫瘍細胞の増殖が促進される可能性が示唆され，臨床研究では，硬膜外麻酔を含めた区域麻酔が，がんの再発を遅らせたり，予後を改善させたりするといった結果が報告されている．

　手術による腫瘍切除はいまだに多くの固形腫瘍の長期生存に最も寄与する治療法だが，一方で腫瘍細胞をまき散らし，循環系を介して腫瘍細胞を拡散させてしまう可能性がある．また，手術侵襲は身体へのストレスとなり，細胞性免疫を抑制してしまう結果，腫瘍の転移を促進させる可能性もある．

　手術だけでなく，麻酔薬によって腫瘍細胞の増殖に異なる影響を与えることが分かってきている．例えば，吸入麻酔薬はナチュラルキラー細胞の機能を抑制したり[1]，細胞増殖に関与する蛋白〔低酸素誘導性因子（hypoxia inducible factor-1α：HIF-1α）やインスリン様成長因子（insulin-like growth factor：IGF）〕を活性化することが示唆されている一方，プロポフォールは HIF-1α の発現を抑制するという報告[2]がある．以上より著者らは，プロポフォール麻酔は吸入麻酔薬に比べ腫瘍増殖を抑制するのではないかと推測した．本研究では，予定手術のがん患者に使用する麻酔薬の違いによる予後の差を，3 年にわたる追跡期間をもって検討した．

■方法

　著者らは，2010 年 6 月-2013 年 5 月に英国の病院で全身麻酔下に行われたがん手術 11,395 症例を対象として，吸入麻酔群（n＝3,316）と全静脈麻酔（TIVA）群（n＝3,714）の生存曲線を算出した．また，年齢，性別，body mass index（BMI），輸血の

有無，硬膜外麻酔の有無，ASA-PS，手術の重症度，転移巣の有無を変数として，単変量コックス比例ハザードモデルを用いて相対危険度を算出し，これらの変数を用いて多変量解析を行った．

■結果

TIVA群は全症例でレミフェンタニルが併用され，吸入麻酔群でもほとんどすべての症例（99.8％）で何らかのオピオイドが使用され，そのうち697症例（18.8％）がレミフェンタニルであった．両群の生存曲線を比較すると，手術1年後の生存率はTIVA群で94.1％〔95％信頼区間（CI）93.3-94.8〕，吸入麻酔群で87.9％（95％CI 86.7-89.1）だった．総死亡率はTIVA群で13.6％（平均観察期間2.51年），吸入麻酔群で24％（平均観察期間2.91年）だった．ASA分類で群分けした場合，ASA-PSがⅠ・Ⅱ群またはⅢ・Ⅳ群いずれの群でも，TIVA群のほうが吸入麻酔群に比較して有意に1年後の生存率が高く，転移も減少させた．コックスハザードモデルを用いた統計では，吸入麻酔薬のハザード比はTIVA群を対照とすると単変量解析で1.8（1.61-2.02），多変量解析でも1.46（1.31-1.64）だった．この結果は患者背景を一致させて解析しても同様だった．そのほかの予後に影響する因子は，男性，輸血が行われた，ASA-PS分類が高い，転移巣があるなどであった．

コメント

吸入麻酔群のほうの予後が悪かった理由について，著者らは吸入麻酔薬による細胞増殖に関与する蛋白〔HIF-1，血管内皮増殖因子（VEGF），IGFなど〕の活性化によると推測しているが，臨床で吸入麻酔薬によるこれら成長因子の活性化が確認されていないことから，今後は生化学的側面からの研究も必要だろう．また，治療法の改善といった時間経過で変化する要素も交絡因子となりうるため，後ろ向き研究で有意な差が認められたものの，その後の前向きランダム化比較研究で有意差がなくなってしまうことがあることに注意が必要である．

しかし，本研究に組み入れられた患者の死亡原因はがんの再発と特定されていないものの，最も重要なアウトカムである死亡率でここまではっきり差がつくと，がん手術の際にはTIVAを選択すべきと考えてしまう．今後，この結果が前向き研究で確認されたとしたなら，麻酔科学に大きな変革をもたらすだろう．

●参考文献

1) Melamed R, et al. Suppression of natural killer cell activity and promotion of tumor metastasis by ketamine, thiopental, and halothane, but not by propofol : mediating mechanisms and prophylactic measures. Anesth Analg 2003 ; 97 : 1331-9.
2) Huang H, et al. Prostate cancer cell malignancy via modulation of HIF-1alpha pathway with isoflurane and propofol alone and in combination. Br J Cancer 2014 ; 111 : 1338-49.

Morphine-induced epidermal growth factor pathway activation in non-small cell lung cancer

Fujioka N, et al. Anesth Analg 2011 ; 113 : 1353-64

オピオイドは，非小細胞がんを活性化させる

紙谷　義孝

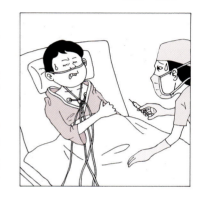

■背景

　非小細胞肺がんの悪性度と活性化に上皮成長因子受容体（epidermal growth factor receptor：EGFR）が関与していることが知られている．副作用で悪名高くなってしまった肺がん治療薬のイレッサ®（ゲフィチニブ）は EGFR の機能阻害薬であり，エルロチニブといったチロシンキナーゼ阻害薬や，セツキシマブといった抗体薬も EGFR を標的とする進行非小細胞肺がんの治療薬である．また，肺がん細胞にはオピオイド受容体が発現しており[1]，μオピオイド受容体の活性化とともに EGFR も活性化することが知られている[2]．

　本研究では，非小細胞肺がんに発現しているオピオイド受容体が EGFR と共同して活性化し，細胞増殖や細胞生存を促進する細胞内シグナル伝達を活性化するという仮説のもとに，ヒト肺腺がん由来培養細胞を用いて，EGFR などの細胞増殖・生存に関与するキナーゼがオピオイド刺激により活性化するか，また，オピオイド受容体の拮抗薬であるナロキソンが EGFR 阻害薬であるエルロチニブと同様に EGFR などの成長因子活性化を阻害できるかを検討した．

■方法

　治療抵抗性ヒト肺腺がん由来の培養細胞である H2009 やヒト正常細胞の培養液中に臨床使用濃度（10 μM）のモルヒネや上皮成長因子（epidermal growth factor：EGF）を加えた際のμおよびδオピオイド受容体の発現量を測定した．また，モルヒネもしくは EGF の添加による EGFR の発現量およびその下流にある細胞内シグナル伝達分子である mitogen-activated protein kinase（MAPK）および Akt/protein kinase B（Akt）のリン酸化の，ナロキソンもしくはエルロチニブによる変化を検討した．また逆に，RNA 干渉法を用いてμおよびδオピオイド受容体の発現を抑制した際の，モルヒネおよび EGF による EGFR，MAPK，Akt のリン酸化の変化を検討した．

オピオイドの細胞増殖・血管新生作用に及ぼす影響を検討する目的で，H2009細胞の増殖に対するモルヒネ，EGFや，それらの拮抗薬の効果を検討し，H2009細胞，正常肺上皮細胞由来細胞であるBeas2Bの培養液中の血管新生作用を有するサイトカインの量を測定した．また，H2009細胞の培養液をBeas2B細胞の培養液に添加した際の，Beas2B細胞に発現するμオピオイド受容体の発現量の変化を検討した．さらに，H2009細胞の細胞増殖能・遊走能に対する，モルヒネ，ナロキソン，エルロチニブ，EGFの影響を検討した．

　加えて，ヒトのヒト非小細胞肺がん組織薄切切片を用いて，EGFR，血管のマーカーであるCD31抗原ならびにμオピオイド受容体に対する三重蛍光免疫染色を行った．

■結果

　H2009細胞には，μおよびδオピオイド受容体，EGFRが共発現しており，臨床使用濃度のモルヒネがμおよびδオピオイド受容体を介してEGFRの活性化と，その下流のシグナル分子(MAPK/ERK，Akt)のリン酸化(＝活性化)をもたらす．H2009細胞は正常組織由来の細胞であるBeas2B細胞に比べ，細胞増殖に関与するさまざまなサイトカインを有意に多く分泌するが，特にμオピオイド受容体の発現を促すことが知られているVEGFの分泌量が多く，H2009細胞でオピオイド受容体の発現が促進されている要因の一つと考えられた．また，ヒト非小細胞肺がん組織において，腫瘍細胞そのものばかりでなく血管内皮細胞でEGFRはμオピオイド受容体と共発現していることが明らかになった．さらに，培養液中にモルヒネを添加することによって，H2009細胞の増殖能および遊走能がEGF刺激と同様に高まること，モルヒネによる増殖能の亢進はナロキソンによって抑制されることが明らかになった．

コメント

　わが国では全身麻酔に，強力なμオピオイド受容体作動薬であるレミフェンタニルを併用することが定番化しているが，本研究によって，少なくとも肺腺がん細胞においてはモルヒネによりがん細胞の増殖に深く関与するEGFRが活性化することが改めて明らかになった．高用量のレミフェンタニルを使用する"ストレスフリーの麻酔"は，術中にμオピオイド受容体を強力に活性化している，つまり，腫瘍細胞のEGFRも強力に活性化する可能性があることに注意が必要である．

●参考文献

1) Maneckjee R, et al. Opioid and nicotine receptors affect growth regulation of human lung cancer cell lines. Proc Natl Acad Sci U S A 1990 ; 87 : 3294-8.
2) Belcheva MM, et al. mu-Opioid receptor-mediated ERK activation involves calmodulin-dependent epidermal growth factor receptor transactivation. J Biol Chem 2001 ; 276 : 33847-53.

Impact of preoperative environmental enrichment on prevention of development of cognitive impairment following abdominal surgery in a rat model

Kawano T, et al. Anesthesiology 2015 ; 123 : 160-70

術前の prehabilitation は，術後認知障害の発症を抑制する

紙谷　義孝

■背景

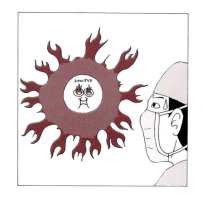

　術後の認知機能障害(postoperative cognitive dysfunction：POCD)は高齢者の主要な術後合併症の一つである．POCDは長期臥床，医療コストの増大ばかりでなく，死亡率の上昇にも関与するといわれている[1]．近年，認知機能の主座であり，加齢に対して脆弱である海馬における神経炎症(neuroinflammation)がPOCDの病態生理に関与しているとする報告がなされた[2]．神経系のマクロファージであるミクログリアは，活性化することで炎症性サイトカインを分泌し，神経炎症ともいうべき病態が形成されるため，著者らは海馬におけるミクログリアの活性化が原因となってPOCDが生じるとの仮説を立てた．また，身体的・精神的な活動が認知行動の改善に有用であるという報告があるため，著者らは高齢ラットを用いて，身体的・精神的活動の有無が術後の認知機能に与える影響を，海馬でのミクログリアの活性化と関連付けて，若年ラットと比較することで検証した．

■方法

　集団でかつ身体的・認知的に刺激のある環境(preoperative environment enrichment：PEE)に2週間飼育された高齢のラット(生後24-25週：ヒトでは70歳以上に相当)，および通常のケージで1匹ずつ隔離され2週間飼育された(sedentary)対照群高齢ラットに対し，イソフルランによる全身麻酔下に開腹手術(腸管マニピュレーション)を行い，術後1週間の時点で，認知機能の一つである新しい物体と既知の物体を見分ける能力(novel objective recognition)を検討した．対照群として，麻酔を施行しただけの高齢ラットや高齢ラットと同じ環境(PEEもしくはsedentary)で飼育された若年ラット(生後2-3カ月：ヒトでは20歳前後に相当)を設定した．

　物体認識能力は海馬機能に依存するため，神経炎症のメディエータである腫瘍壊死因子(TNF-α)とインターロイキン-1β(IL-1β)の，術後1週間における海馬での発現量を

PEE群およびsedentary群のそれぞれでELISA（enzyme-linked immunosorbent assay）法を用いて測定した．また，術後1週間のラット海馬からミクログリアを抽出・培養し，リポ多糖（LPS）の用量を変えて（0-100 ng/ml）培養液中に添加後24時間に分泌されたTNF-αとIL-1βの増加量をELISA法により測定した．

■結果

　PEE環境で飼育された高齢ラットは，sedentary環境で飼育された高齢ラットと比較して行動量そのものは変化しないものの，新しい物体を認識する能力が低下しなかった．麻酔をしただけの高齢ラットや若年ラットでは認知機能の低下は認められなかった．

　海馬におけるTNF-αとIL-1βの発現量は，術後（または麻酔後）の認知機能と逆相関の関係が見られ，PEE下に飼育された高齢ラットでは，対照群の高齢ラットに比べ，有意に少なかった．また，高齢ラットの海馬から抽出された培養ミクログリアは，LPS刺激によってTNF-αとIL-1βの産生量が用量依存的に増加する一方，若年ラット由来の培養海馬ミクログリアでは増加しなかった．LPS刺激によるTNF-αとIL-1βの産生量は，手術の有無を問わず，sedentary群と比較してPEE群で有意に低下していた．一方，若年ラットから抽出したミクログリアでは，手術の有無，PEE環境の有無を問わず，LPS刺激によるTNF-αとIL-1βの有意な増加は認められなかった．

コメント

　これまで，手術前の運動（prehabilitation）で，術後の運動機能低下が予防できるという報告がある[3]が，本研究から，術前の身体的・認知的刺激は，高齢ラットにおけるPOCD様の認知機能の低下を防ぐことができること，また，海馬における炎症メディエータの検討から，高齢ラットのPOCD様の認知機能の低下に海馬での神経炎症が関与している可能性があること，術前の身体的・認知的に刺激のある環境が高齢ラットにおける海馬の神経炎症を抑制しうることが示された．区域麻酔の併用による鎮痛が術後の炎症を抑制するという報告もあるので，今後，鎮痛の質と周術期における神経炎症，術後鎮痛とPOCDの関連性についての解明が期待される．

●参考文献

1) Steinmetz J, et al. Long-term consequences of postoperative cognitive dysfunction. Anesthesiology 2009 ; 110 : 548-55.
2) Wan Y, et al. Postoperative impairment of cognitive function in rats : a possible role for cytokine-mediated inflammation in the hippocampus. Anesthesiology 2007 ; 106 : 436-43.
3) Gillis C, et al. Prehabilitation versus rehabilitation : a randomized control trial in patients undergoing colorectal resection for cancer. Anesthesiology 2014 ; 121 : 937-47.

15 小児麻酔

A systematic review of methodology applied during preclinical anesthetic neurotoxicity studies : Important issues and lessons relevant to the design of future clinical research

Disma N, et al. Paediatr Anaesth 2015 ; 26 : 6-36

麻酔薬による中枢神経毒性に関する基礎研究は多様であるため，現時点でヒトへの臨床に反映させることはできない

齊藤　和智／川名　信

■背景

　基礎研究では麻酔薬は発達段階にある脳に有害で，長期の認知機能障害を引き起こすことが示されている．これまでのヒトでの研究はそのほとんどが後方視的な疫学的アプローチのため，得られるデータに一貫性がなく，麻酔薬がヒトの認知機能に影響を与えるかどうかは明らかではない．麻酔薬と中枢神経系に関して膨大な論文がある一方，不均一な方法論は，結果の比較や基礎研究から臨床への転換を困難にしている．

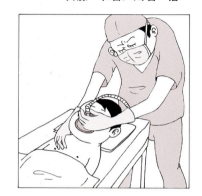

■方法

　2004年1月-2015年5月に発表された若齢の動物生体基礎研究で，全身投与された吸入麻酔薬と静脈麻酔薬に関連した用語をPubMedとMEDLINEで検索した．研究の詳細，研究動物の数，全身麻酔薬の種類，転帰を抽出し，曝露の時期，麻酔薬の種類・量・曝露期間，生理学的パラメータについて検討した．

■結果

　神経毒性に関連した論文は941編で，最終的に本レビューの目的に沿った47編の論文を選定した．

1）脆弱性の経時的変化　　萌芽期はニューロンが最も脆弱な時期である．また，ニューロンの成熟は経時的・局所的に不均一で，海馬などはヒトの一生を通じてニューロンが新生するために脆弱なままであるという問題がある．

　（a）齧歯類に対する影響　　子宮内もしくは生後7-10日でのケタミン，プロポフォール，イソフルランへの曝露はニューロン密度の減少を引き起こした．

　（b）ヒト以外の霊長類に対する影響　　日齢5-6日にイソフルランと亜酸化窒素に曝されたアカゲザルの脳においてニューロンのアポトーシスが観察された．胎児期と日齢6日のサルは，イソフルランとプロポフォールに脆弱性を示した．その後の2つの研究では，

ミエリン形成を含む乏突起膠細胞は影響を受け，大脳皮質が最も感受性の高い領域であることが示された．

2）麻酔薬

（a）麻酔薬の種類による影響　日齢6日のマウスでは，デスフルランがイソフルランやセボフルランに比べて，より強いアポトーシスを引き起こした．しかし，日齢7日のマウスでは，これら3剤は同程度に神経毒性を引き起こすという報告もある．日齢7日のマウスでは，イソフルランは記憶や学習障害を伴わない海馬や皮質のアポトーシスを引き起こしたが，セボフルランでは観察されなかった．イソフルラン，セボフルラン，デスフルランによる障害は一定の曝露時間が必要であり，その後は時間依存性に損傷が増加する．月齢2-3カ月のマウスでは，高濃度よりも低濃度（1％）のイソフルランがニューロン再生，アポトーシス，認知機能の悪化を示した．プロポフォールは新生児期のラットにおいて，セボフルランに比べて，より重篤な神経変性と永続的な学習障害を起こす．ケタミンは日齢5-6日のサルにおいて，9-24時間の曝露により特に前頭皮質の神経細胞死を引き起こした．

（b）単回曝露と複数回曝露の影響と曝露期間　麻酔薬の複数回曝露は単回曝露と比較して神経障害を増強する．新生児期のラットでは，プロポフォールの単回投与はほぼ障害を示さないが，7回の曝露により海馬のアポトーシスと学習障害をもたらした．ケタミンの単回投与の毒性の結果は一致しないが，複数回投与では毒性が増強した．イソフルランの単回投与では有害作用は認めなかったが，同用量の複数回投与では重篤な認知機能障害を引き起こした．麻酔薬への曝露期間はアポトーシスおよび抗アポトーシス経路の微調節機能に，期間依存性に干渉することが示唆されている．

（c）単剤投与と多剤投与　単剤投与と比較し，多剤投与が神経毒性を増強させる．

3）麻酔薬による神経損傷に影響を与えるほかの因子

全身麻酔による血圧の低下やPa_{CO_2}の増加，血糖値の変化は実験結果に影響を与える．吸入麻酔薬によって引き起こされるニューロンの障害は，自発呼吸下より人工呼吸下で減弱した．侵害刺激はそれ自体が脳や脊髄障害の原因となるが，侵害刺激と麻酔の組み合わせは，手術に関連した長期の行動欠陥を増強させた．一方，侵害刺激はケタミンによるアポトーシス効果を減弱させた．

コメント

　基礎研究レベルでは，麻酔薬は脳の異なる発達段階において，異なる機序で神経毒性に関与していることが示唆されているが，多くの研究において薬剤の組み合わせや投与量，曝露期間が多様であるため，これらの結果をそのままヒトに転換することは現時点では難しい．われわれができることは，現在の方法論とガイドラインを順守して生理学的な恒常性を確保し，薬剤への曝露の時期，種類，投与量，曝露時間などの多次元の因子を考慮して麻酔管理を行うことである．

Death or neurologic injury after tonsillectomy in children with a focus on obstructive sleep apnea : Houston, we have a problem!
Cote CJ, et al. Anesth Analg 2014 ; 118 : 1276-83

小児扁桃摘出術の有害事象を予防するために，閉塞性睡眠時無呼吸のリスクを見逃さない

齊藤　和智／川名　信

■背景

小児における扁桃摘出術（扁摘術）の最も多い適用は気道閉塞による睡眠呼吸障害である．睡眠呼吸障害と閉塞性睡眠時無呼吸（obstructive sleep apnea：OSA）はしばしば肥満に関連している．医療資源保護の観点から，日帰りでの扁摘術が増加しているが，日帰り手術では，術前評価，術後観察とも不十分になる危険性がある．本研究では扁摘術を受ける児での有害事象に関連する因子を検討する．

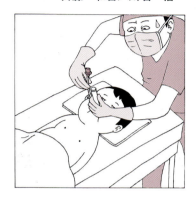

■方法

米国小児麻酔科学会（SPA）会員2,377名からの電子調査と米国麻酔科学会（ASA）のClosed Claims Projectからデータ（1990-2011年の耳鼻咽喉科手術）を入手した．アデノイド切除の有無にかかわらず，扁摘術中もしくは扁摘術後の小児における有害事象（誘因，場所，時期，転帰）を抽出した．電子調査では扁摘術後の死亡または死に瀕したもの，ASA Closed Claims Projectからは，扁摘術もしくは扁桃アデノイド切除術で，外科的出血もしくは麻酔関連による死亡や有害事象が発生したもの，とした．OSAのリスク患児は，OSA歴があるもの，もしくは，SPAのOSA診療指針にのっとり定義し，OSAリスク患児とそのほかの患児を比較した．

■結果

学会員からは731症例が報告され，129症例で扁摘術後の有害事象が発生していたが，1症例はASA Closed Claim Projectと重複，36症例はデータが不十分で除外，残り92症例が選定基準を満たした．ASA Closed Claims Projectからは45症例が抽出されたが，23症例が選定基準を満たさず，3症例はデータ不十分のため除外，残りの19症例が選定基準を満たし，計111症例を対象とした．

63症例がASAのOSA基準を満たした．4-8歳が半数，3歳未満は27%で，両群において年齢に有意な差を認めなかった．OSAリスク患児には肥満傾向があり（P＜

0.0001)，physical status が高いほど，OSA のリスクが増加した（P ＜ 0.0001）．

OSA リスク患児の多くが無呼吸に起因する合併症を発症し（P ＝ 0.016），リスクのない患児の多くは出血に起因する合併症を発症していた（P ＝ 0.006，図）．転帰に関しては，86 症例が死亡もしくは恒久的な神経障害を呈した．合併症の発生場所は手術室から退院後まで多岐にわたっており，両群間に差はなかった（P ＝ 0.218）．94 症例の合併症のうち半数の 47 症例が術後 24 時間以内に発症した．そのうち退院後に合併症を発症した患児は 30 症例であった．合併症が術後に発症した 80 症例中 40 症例にオピオイドが投与されていた．術後にオピオイドが投与された症例では，24 時間以内に 23 症例中 14 症例で無呼吸が認められたが，4 症例が術後 24 時間以上経ってから無呼吸を呈した．

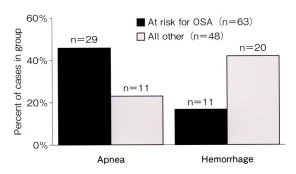

図　合併症の発症数
OSA リスク患児では 63 名中 29 名が無呼吸を発症し，非リスク患児では 48 名中 20 名が出血に起因する合併症を発症した．
[本論文より引用]

コメント

　米国において，扁摘術が最も多い外来手術の一つであることを考えると，外来手術の安全性を正確に評価することが重要である．外来での扁摘術にふさわしくない OSA やほかの医学的かつ社会的懸念をもつ小児は，入院対応すべきであろう．その危険因子としては，肥満，家族歴，民族（African American），呼吸器合併症歴，先天的な気道奇形，ダウン症候群，男児，扁桃肥大などが挙げられる．加えて，重症 OSA 患児はオピオイドに対する気道感受性が亢進している可能性も指摘されており[1]，注意が必要である．このオピオイド感受性亢進は，低酸素誘因のオピオイド受容体制御の関連が指摘されている[2)3)]．通常量のオピオイドが OSA 患児では過量となる危険性があり，投与量に注意するとともに，術後観察によりいっそうの監視を要するので，入院対応が妥当である．

●参考文献

1) Waters KA, et al. Effects of OSA, inhalational anesthesia, and fentanyl on the airway and ventilation of children. J Appl Physiol 2002 ; 92 : 1987-94.
2) Brown KA, et al. Recurrent hypoxemia in children is associated with increased analgesic sensitivity to opiates. Anesthesiology 2006 ; 105 : 665-9.
3) Peng PH, et al. Novel role for the delta-opioid receptor in hypoxic preconditioning in rat retinas. J Neurochem 2009 ; 108 : 741-54.

Development of a guideline for the management of the unanticipated difficult airway in pediatric practice

Black AE, et al. Paediatr Anaesth 2015 ; 25 : 346-62

小児における新たな気道管理ガイドライン：予期せぬ困難に常に備える

齊藤　和智／川名　信

■背景

小児における困難気道の多くは術前に指摘されているが，時に予期せぬ困難が起こり，重篤な気道合併症につながる．

■方法

英国とアイルランドの小児麻酔科学会が英国気道確保困難学会（Difficult Airway Society：DAS）のサポートのもと6名の麻酔専門医からなるワーキンググループを設立し，現存する小児気道管理ガイドラインについて検討した．さらに，27名の小児麻酔専門医による委員会を設立し，マスク換気困難，挿管困難，CICV（cannot intubate and cannot ventilate）に関する文献レビューを行い，小児における新たな困難気道管理ガイドラインを提案した．

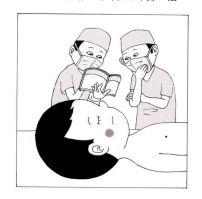

■結果

1)ガイドライン1：マスク換気困難

　(a) Step A　顎先挙上はすべての年齢層で有用である．2歳未満では肩枕の使用が推奨される．マスク換気困難の原因が不明な場合，弁付きバッグマスク換気に移行する．マスク換気困難の原因の多くは，喉頭痙攣を含む不十分な麻酔深度である．麻酔深度を深め，持続的気道陽圧を開始する．

　(b) Step B　静脈ラインが確保されていない場合は，100％酸素を投与し，持続気道陽圧をかけながら，吸入麻酔薬濃度を増加させる．スキサメトニウムの筋注は有用である．静脈ラインが確保されていれば，プロポフォールの投与を考慮する．早期のプロポフォールの使用はスキサメトニウムより推奨される．

　(c) Step C　すべての年齢層で，声門上気道デバイス（supraglottic airway device：SAD）の使用が支持されている．最大試行回数は3回とすべきである．気道確保に失敗し，Sp_{O_2}が80％以上なら，麻酔から覚醒させる．一方，Sp_{O_2}が80％未満なら気管挿管を

一度試みる．

2) ガイドライン 2：挿管困難

　(a) Step A：良好なマスク換気が行われている際の挿管困難　応援を要請する．枕や肩枕によって頭部や頸部の伸展を調節する．1-3 歳では直型（ミラー型）喉頭鏡の使用が勧められるが，4-8 歳では直型喉頭鏡は使用すべきではない．挿管の試行回数は 4 回までとする．最初の試行で挿管に失敗した場合，より細いチューブを考慮する．カフなしチューブを留置した後，許容できないリークがあり挿管が困難だった場合は，ガーゼパッキングを行う．

　(b) Step B：secondary tracheal intubation plan　十分な酸素化が達成され，挿管に失敗した場合は SAD を挿入する．SAD 挿入後も気管挿管が必要なら，SAD を介してファイバー挿管を試行する．SAD 越しの挿管に失敗したら，患者を覚醒させ，手術は延期する．SAD を留置しても酸素化が不十分なら，SAD を抜去し，マスク換気を開始して患者を覚醒させる．

3) ガイドライン 3：CICV

　(a) Step A　酸素化と換気を継続する．

　(b) Step B　Sp_{O_2} が 80％以上なら，覚醒させることと並行して，SAD を準備する．スガマデクスは使用可能だが，Sp_{O_2} が低下し，循環動態の悪化を認める場合は外科的気道確保を最優先させる．

　(c) Step C　循環動態が不安定で Sp_{O_2} が 75％未満の場合や，循環動態は安定していても Sp_{O_2} が 65％未満の場合は，上気道レスキューデバイスの必要性がある．耳鼻咽喉科専門医がいるならば，外科的気管切開が薦められる．耳鼻咽喉科医を呼べない状況では，1-8 歳では緊急気道確保としてカニューレによる経皮的な輪状甲状靱帯穿刺を行う．経皮的な輪状甲状靱帯穿刺が失敗した場合や酸素化の維持が難しい場合には，麻酔科医自身が外科的輪状甲状靱帯穿刺や気管切開を行うべきである．

コメント

　小児における困難気道は小児麻酔を専門とする医師でさえもヒヤリとさせられるものであるが，緊急気道確保が必要とされる小児に最初に接触するのは，非専門病院の麻酔科医や ICU，救急病院で働く医師である場合が多い．このガイドラインは小児を専門としない医師への指針となりうるものである．100％酸素投与と専門医師の応援要請，SAD 挿入の有用性，プロポフォール投与による麻酔深度の維持，気道確保の試行回数の制限などが盛り込まれている．麻酔科医自身による外科的輪状甲状靱帯穿刺や気管切開についての記載もあり，麻酔科医に求められるものは大きい．しかし実際に経験することはきわめてまれであるので，ウェットラボなどで研修することが望ましい．

Pediatric airway anatomy may not be what we thought : Implications for clinical practice and the use of cuffed endotracheal tubes
Tobias JD, et al. Paediatr Anaesth 2015 ; 25 : 9-19

小児の気道断面は楕円形であるため，小児患者にもカフ付きチューブの使用が推奨される

齊藤　和智／川名　信

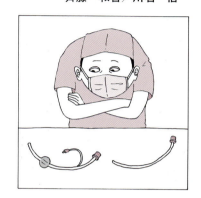

■背景
　小児気道は1951年の研究発表以来，円錐形をしており，成人の気道における最狭部が声門であるのに対し，8歳以下の小児では輪状軟骨部であると考えられてきた．

■方法
　過去の研究をレビューし，放射線画像や気管支鏡を用いた小児気道の最新の知見を示すとともに，小児気道管理におけるカフ付き気管チューブの有用性を議論する．

■結果
1）小児における気道形状における最新の知見　自発呼吸下に，2カ月-13歳の小児99人の気道径をMRIで測定した研究によると，声帯，声帯下，輪状軟骨レベルですべての径は年齢とともに増加するが，前後径と横断径の比は成長しても変化しないとされる．常に前後径は横断径より大きく楕円形であり，最狭部は声帯レベルの横径であった．直達鏡による6カ月-13歳の小児135人を対象とした研究では小児の喉頭は成人と同様に，円錐状というより円筒状であった．輪状軟骨の断面積は，声門の断面積より大きかった．これらの2つの報告は，小児気道はわれわれがこれまで教えられてきた円錐状ではなく，前後径が大きい楕円形であるということを示している．
2）気道管理への影響　気道の断面が楕円状であることは，カフなしチューブでリークがあれば適切なサイズであるという長年の確認方法に疑問を投じる（図）．つまり，リークがあっても，側壁へ大きな圧がかかる危険性があることになるため，これらの知見は，安全性と有効性の観点から小児患者でのカフ付きチューブを推奨するものである．
3）カフ付きチューブの利点　小児においてカフなしチューブとカフ付きチューブを比較したランダム化比較試験がある．カフなしチューブでは23％がサイズの変更が必要だったのに比し，カフ付きチューブでは99％で適切なサイズが選択された．カフ付きチュー

ブの利点として，より信頼性の高い換気と酸素化，正確な Et_{CO_2}，吸入麻酔薬の消費の減少なども挙げられる．咽頭痛の発生に関しては，3-16歳の500人の患者を対象とした前向き研究において，全体の22%(111人)が咽頭痛を発症したが，カフ付きチューブに比べて，カフなしチューブで発生率が高かった(37% vs 19%, $P<0.005$)．カフなしチューブでは，気管前後でのリークがあるにもかかわらず，側壁に過度な圧がかかっている可能性がある．

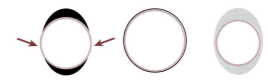

図　気管と気管チューブの模式図
気管が楕円形(左)と円形(中央)でのカフなしチューブとの位置関係．楕円形の場合，リークが存在しても気管側壁には過剰な圧がかかる危険がある．カフ付き気管チューブでは，カフはゆっくり膨張するので，楕円形の気管に留置された場合(右)，気管壁には均一な圧がかかって気管をシールする．

4) カフ付きチューブの問題点　旧タイプのカフはより全長が長く，気管中央で固定した場合にカフが声門にかかる可能性がある．また，リークを防ぐためのカフ内圧も旧タイプより新型カフ(Microcuff)が低かった．カフ付きチューブ使用における最大の懸念は，過剰なカフ圧による気道粘膜の損傷である．ヒトにおける気道粘膜の毛細血管灌流圧は 22 cmH_2O であるが，動脈終末では約 30 cmH_2O である．ヒトにおける気管血流の内視鏡的研究では，粘膜血流の閉塞は側壁圧が 22 mmHg (30 cmH_2O) で起こる．走査電子顕微鏡を用いた研究では，気道内圧 20 cmH_2O でリークを起こさないようにシールした場合(平均カフ圧 14 cmH_2O)とカフ圧 20 cmH_2O とした場合とでは粘膜損傷に相違はなかった．4歳以上の2,953人の大規模前向き研究ではリーク圧を 25 cmH_2O とした場合，喘鳴の発生率は1%以下であった．

5) ICU領域での研究　リークが存在するとき，カフを膨張させることで気道を効果的にシール可能で，チューブの入れ替えをする必要がなくなる．複数回の喉頭展開が循環動態に悪影響を及ぼす可能性のある重症患者や外傷患者で特に有用である．また，ICU領域においてチューブのカフリークは経腸栄養に伴う誤嚥の可能性がある．22名の患者での研究では誤嚥の発生率はカフ付きで11%，カフなしで70%であった．

> **コメント**
>
> 　小児気道の解剖に対する理解の変遷やポリウレタン性カフの新世代のカフ付きチューブの改良は，現代の小児麻酔に大きな変化をもたらした．米国心臓協会による小児二次救急処置のガイドラインでもカフ付きチューブの使用を推奨している．
>
> 　しかし，安易なカフ付きチューブの使用には注意が必要である．Microcuff 社製のカフ付きチューブが挿管された小児患者で，不適切なサイズのカフ付きチューブを選択したことによる抜管後の気道腫脹例が報告されている．気道損傷を防ぐためには，適切なチューブサイズの選択はもちろんだが，適切なカフ圧管理が要求される．

The pressure drop across the endotracheal tube in mechanically ventilated pediatric patients

Spaeth J, et al. Paediatr Anaesth 2015 ; 25 : 413-20

小児の人工呼吸管理では,気管チューブ内に圧減衰が生じる.細いチューブを用い,リークがある場合には有効な換気が得られていない可能性がある

齊藤　和智／川名　信

■背景

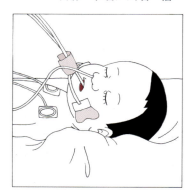

通常,人工呼吸中はYコネクター部分の圧を気道内圧(airway pressure：P_{aw})としてモニターする.しかし,換気中,気管チューブ内では気道抵抗による圧減衰(endotracheal tube-related pressure drop：ΔP_{ETT})が生じるので,P_{aw}は患者の肺における圧を正確には反映しない.特に,小児患者に使用される細い気管チューブでは,近位端でのP_{aw}と遠位端での気管内圧(tracheal pressure：P_{trach})との間には大きな差が生じる.本研究では小児気管チューブにおいてΔP_{ETT}に影響を与える因子について検討した.

■方法

上気道のモデルにおいて,4つの製造会社(Mallinckrodt社,Portex社,Rüsch社,Vygon社)の内径2.0-4.5 mmのカフなし気管チューブを用いてP_{aw}とP_{trach}を測定し,圧流量の特性を以下の条件で検討した.①通常の長さと75％に短くしたチューブ,②経鼻,経口ルートを模した曲率,③異なる呼吸回数.P_{aw}は気管チューブの近位端で,P_{trach}は気管チューブの先端より1.5 cm遠位で測定した.

さらに,以前に報告された気管チューブの圧流量特性を利用して算出したP_{trach}と,人工呼吸中の健康小児15名(生後9日-29カ月)で直接測定されたP_{trach}を比較検討した.Portex社製気管チューブで経口挿管し,人工呼吸の設定は,1回換気量10 ml/kgのvolume controlled ventilationで,呼気終末陽圧(PEEP)5 cmH₂Oとした.P_{aw}と流速(flow rate)の測定にはCO_2SMO Plus Model 8100,P_{trach}の測定にはfiber-optic pressure transducer(FOPT)を用いた.

■結果

ΔP_{ETT}は,すべての気管チューブで非線形的に流量依存であった(図).呼気中の気管

チューブの圧減衰は，吸気中の圧減衰をわずかに超えた．

製造会社による相違もすべての内径で特定され，内径2.0 mmで最も突出していた．Portex社の内径2.0 mmチューブは，同サイズの他社気管チューブに比較し，ΔP_{ETT}は67%低かった．内径2.5，3.0，3.5 mmでは，ΔP_{ETT}はVygon社が最低であった．75%に短くしたチューブでは，流速依存の圧減衰を14±9%減少させた($P<0.01$)．呼吸回数はΔP_{ETT}に影響を与えなかった．内径4.0 mmの気管チューブにおける呼気ΔP_{ETT}を除いては，経鼻と経口挿管に大きな相違は認めなかった．

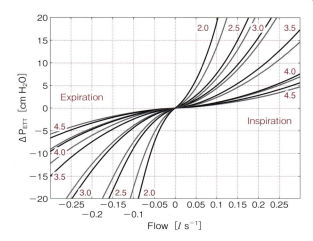

図　吸気中および呼気中におけるΔP_{ETT}と流速の関係
(Mallinckrodt社製カフなし気管チューブを使用)
[本論文より引用]

臨床研究では15名のうち9名で，P_{trach}が測定された．ΔP_{ETT}は流速の増加に伴い，増加した．P_{aw}は，吸気中はP_{trach}を過小評価し，呼気中はP_{trach}を過大評価していた．P_{aw}と測定もしくは算出されたP_{trach}間の二乗平均平方根(root mean square differences：RMSDs)は，約2.3 cmH$_2$Oであった．算出されたP_{trach}と測定されたP_{trach}間のRMSDsは，0.6 cmH$_2$O以下であった．

コメント

気管チューブはそれ自体が抵抗をもたらすため，P_{aw}はP_{trach}と一致せず，さまざまな要因によりΔP_{ETT}が生じるが，この圧の相異に影響を与える主因は気管チューブの内径であった．

内径2.0-3.0 mmでは，内径4.0-4.5 mmと異なり，少しの流量変化でもスリップジョイント部と先端に大きな圧減衰をもたらす(図)．また，流量がゼロ，すなわち定常状態になればスリップジョイント部も先端も同じ圧になる．しかし，これは人工呼吸管理で呼吸数が多く，最高気道内圧が高い場合などは，プラトー圧が形成されず定常状態にならないために，圧較差が解消されないことを意味する．細い気管チューブで，なおかつリークがあって定常状態にならない状況では，十分な換気がされていると思っていても，患者側には有効な圧が伝わっていない可能性があることを念頭に置かなければならない．

16 産科麻酔・無痛分娩

The effect of co-administration of intravenous calcium chloride and oxytocin on maternal hemodynamics and uterine tone following cesarean delivery : A double-blinded, randomized, placebo-controlled trial

Ferber MK, et al. Int J Obstet J Anesth 2015 ; 24 : 217-24

塩化カルシウムは子宮収縮を増強することで，オキシトシンによる低血圧を予防できるか？

松田　祐典

■目的

オキシトシンは子宮弛緩や分娩後出血の予防目的で，帝王切開時における第一選択の子宮収縮薬として用いられるが，添付文書上の最少投与量である5単位の投与でも低血圧や頻脈，ST変化を認めることがある．塩化カルシウム（$CaCl_2$）は平均動脈圧と体血管抵抗を上昇させ，心筋への陽性変力作用があるうえ，in vitro では子宮収縮頻度と強度を高める．そこで，選択的帝王切開において $CaCl_2$ 静注がオキシトシンによる低血圧の頻度を減少させ，子宮収縮力を増強させるかどうかを検証した．

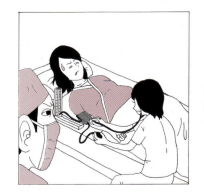

■方法

妊娠37週以降でPfannenstiel切開による帝王切開が予定され，イオン化カルシウム濃度（iCa^{2+}）が正常範囲の妊婦で，ASA-PS Ⅰ・Ⅱ，18-45歳の60名を対象とした．対象患者は乱数表で3群（プラセボ群20名：生理食塩水7.5 ml＋オキシトシン5単位，CA-200群20名：$CaCl_2$ 200 mg＋オキシトシン5単位，CA-400群20名：$CaCl_2$ 400 mg＋オキシトシン5単位）に割り付けた．産婦人科医，麻酔担当医および指導医，患者本人，研究者はすべてブラインド化した．

静脈路確保時と試験薬投与20分後に，ヘマトクリット値と iCa^{2+} を測定した．脊髄くも膜下麻酔は，高比重ブピバカイン12 mg・フェンタニル10 μg・モルヒネ200 μgで行った．収縮期血圧が100 mmHg未満，および基準血圧の80％未満を低血圧と定義し，エフェドリンまたはフェニレフリンで治療した．児娩出後に試験薬8 mlを4分間で投与し，子宮収縮の評価は産婦人科指導医が0-10（0：子宮収縮不良，10：子宮収縮良好）で，臍帯クランプから5分ごとに行った．オキシトシンは試験薬投与後から50 mU/minで5時間投与した．

■結果

　CA-400群で1名をプロトコールからの逸脱のため除外し，59名のデータが解析された．患者背景では，分娩歴と帝王切開歴で有意差を認めた．CA-200群とCA-400群で，プラセボ群と比較して有意にiCa^{2+}濃度が上昇した．収縮期血圧・拡張期血圧・平均動脈圧はいずれも試験薬投与により有意に低下したが，群間差はなかった．子宮収縮力に関しては，CA-200群で臍帯クランプ時がほかの2群と比べて有意に低かったが，それ以降はいずれも群間差を認めなかった．術中総輸液量，推定出血量，術前・術後のヘマトクリット値変化量，分娩前後の昇圧薬使用量も各群間で有意差を認めなかった．

■結論

　脊髄くも膜下麻酔下選択的帝王切開において，オキシトシン5単位に$CaCl_2$を加えても，母体の血行動態や子宮収縮力の改善を認めなかった．

コメント

　帝王切開における麻酔科医の役割は単に麻酔の提供だけではない．子宮収縮コントロールも麻酔管理によって大きく異なる．わが国においては，産科医の指示により子宮収縮薬を投与することが一般的だが，諸外国では初回ルーチンの子宮収縮薬は麻酔科医が投与タイミングを決定している．それゆえ，分娩後出血を予防するための子宮収縮薬の必要量に関する研究は，麻酔科主体で行われているものが多い[1)2)]．

　本研究では，われわれが比較的使い慣れている$CaCl_2$が，選択的帝王切開における子宮収縮を増強するか，さらにオキシトシンによる血行動態変化を改善するかを検討している．結果として，$CaCl_2$を200-400 mg投与しても子宮収縮は増強せず，循環動態も変わりはなかったが，本研究はさらなる研究につながる機知に富んでいる．考察でも述べられているが，Ca^{2+}はマグネシムの生理的な拮抗薬であるため，硫酸マグネシウムが子宮収縮不全の原因と考えられる場合において，子宮収縮を改善するかもしれない．硫酸マグネシウムは子癇発作予防以外にも，切迫早産治療や早産児の神経保護目的で周産期領域において広く用いられている．そのため，硫酸マグネシウムが投与されている妊婦に対し，$CaCl_2$を子宮収縮不全予防薬として用いることの有効性について検討することは，臨床的に大きな意義がある．

● 参考文献

1) Butwick AJ, et al. Minimum effective bolus dose of oxytocin during elective Caesarean delivery. Br J Anaesth 2010 ; 104 : 338-43.
2) Balki M, et al. Compartive efficacy of uterotonic agents : in vitro contractions in isolated myometrial strips of laboring and non-labouring women. Can J Anaesth 2014 ; 61 : 808-18.

The effect of intrathecal morphine dose on outcomes after elective cesarean delivery : A meta-analysis
Sultan P, et al. Anesth Analg 2016 ; 123 : 154-64

帝王切開の術後鎮痛における くも膜下モルヒネの至適投与量は 100 μg である

松田　祐典

■目的

帝王切開の術後鎮痛に用いられるくも膜下モルヒネの投与量は 50-200 μg と幅広く，理想的な投与量は定まっていない．くも膜下モルヒネは用量反応関係が示されておらず，投与量が多いと重篤な副作用発症頻度が増えてしまう．本研究では，くも膜下モルヒネ投与量が 100 μg 以下を低用量群（50-100 μg），100 μg より多い場合を高用量群（> 100-250 μg）として比較し，メタ解析により鎮痛効果と副作用に関して評価した．

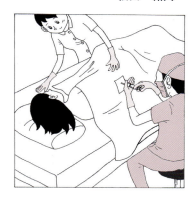

■方法

2014 年 4 月 29 日と 9 月 9 日に PubMed, EMBASE, MEDLINE, Scopus, CINAHL, Cochrane Central, Web of Science から言語制限なく網羅的にランダム化比較試験（RCT）を抽出した．くも膜下モルヒネ投与量が 50 μg 以下，250 μg 以上の研究や，モルヒネ 100 μg ＋フェンタニル 25 μg とモルヒネ 200 μg ＋フェンタニル 5 μg の比較研究などは除外した．主要アウトカムは初回鎮痛薬投与までの時間，副次アウトカムは鎮痛効果，母体副作用（悪心・嘔吐，搔痒，呼吸抑制），新生児アウトカムとした．

■結果

480 人を対象とする 11 の RCT が解析対象となり，高用量群では有意に初回鎮痛薬投与までの時間が延長した（表）．鎮痛効果に関しては両群間に差を認めなかったが，母体副作用の発生頻度は低用量群で有意に少なかった．すべての研究において母体呼吸抑制は報告されていなかった．

■結論

高用量くも膜下モルヒネは帝王切開後の術後鎮痛効果を延長させるが，母体の搔痒や悪心・嘔吐の発症リスクも増加させる．

表　くも膜下モルヒネの投与量による効果

	RCT数	MD/OR（95% CI）	P値	異質性 I^2
初回鎮痛薬投与までの時間(hr)	7	MD 4.49（1.85−7.13）	0.0008	0.5
ペインスコア(mm)				
12 hr後	2	MD 2.54（−2.55−7.63）	0.33	0
24 hr後	1	MD 1.00（−2.50−4.50）	0.58	NA
モルヒネ必要量(mg)	3	MD 1.31（−5.90−8.53）	0.72	0.25
母体副作用				
搔痒	8	OR 0.34（0.20−0.59）	0.0001	0
重症搔痒	5	OR 0.32（0.16−0.61）	0.0006	0
嘔吐	7	OR 0.38（0.19−0.75）	0.005	0.03
悪心・嘔吐	7	OR 0.44（0.27−0.73）	0.002	0
制吐薬投与	2	OR 0.69（0.32−1.45）	0.33	0

MD：平均差，OR：オッズ比，CI：信頼区間．
［本論文より引用］

コメント

　くも膜下腔へ投与されたモルヒネは，母乳に移行することなく良好な鎮痛を得ることができる．副作用の内容としては，搔痒や悪心・嘔吐など軽微で頻度の高いものから，呼吸抑制などまれではあるが重篤なものまで含まれる．したがって，鎮痛効果と副作用のバランスを考えて投与量を決定することが望ましいが，実際には施設により至適投与量が定まっていない．本研究結果から，100 μg のくも膜下モルヒネは，それより多い投与量と比べて，鎮痛持続時間は短いものの鎮痛効果は同等で，軽微な副作用頻度は少ないと結論づけられている．なお，呼吸抑制に関しては，すべての RCT で報告されていない．これらの投与量では安全ということかもしれないが，投与量により発生頻度に差があるかどうかは評価できていないともいえる．

　鎮痛持続時間に関して，著者らは興味深い考察をしている．高用量のくも膜下モルヒネは平均 4.5 時間鎮痛効果が長いという結果が得られた．95% CI は 1.9-7.1 時間であるのに対して，99% CI では 1.0-8.2 時間であり，統計学的有意差が臨床的に意義のある差かどうか，という疑問を彼らは投げかけている．一方，低用量群の鎮痛効果はアセトアミノフェンや非ステロイド性抗炎症薬（NSAIDs）の投与と組み合わせた結果であるため，帝王切開の術後鎮痛におけるマルチモーダルな鎮痛プランの重要性も説いている．また，鎮痛効果と副作用のバランスについて，患者自身と相談して決定することもテーラーメイドな医療を提供するうえで大切であるとも述べている．これらの結果から，くも膜下モルヒネ 100 μg にアセトアミノフェンや NSAIDs の定時投与を行うことが，最も鎮痛効果が高く，副作用が少ない方法だと思われる．

Fibtem 5 分値振幅は，分娩後出血時の出血量予測に対して有用である

松田　祐典

■目的

妊婦は高フィブリノゲン血症（非妊婦 150-400 mg/dl vs 妊婦 400-600 mg/dl）だが，分娩後出血（postpartum hemorrhage：PPH）を契機にフィブリノゲン値が臨床的に問題となるレベルまで容易に低下する．従来のクラウス法ではフィブリノゲン測定に約 60 分かかり，急性期出血には臨床的ではない．一方，ROTEM® における Fibtem の 5 分値振幅（A5）は，フィブリノゲン値と強く相関し，結果が迅速に得られる．本研究では，Fibtem A5 が重症 PPH のバイオマーカーとして有効かどうかを検討した．

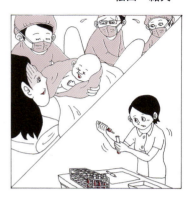

■方法

15 歳以上の妊婦から研究の同意を得たのち，①分娩後出血量が 1,000-1,499 ml で，帝王切開・子宮弛緩・胎盤早期剥離・前置胎盤・微小出血・循環不全を伴う症例，②分娩後出血量が 1,500 ml 以上の症例を対象とした．研究参加基準を満たした時点で，血算，プロトロンビン時間（PT），活性化部分トロンボプラスチン時間（aPTT），クラウス法によるフィブリノゲン濃度に加えて Fibtem A5 を測定した．担当医にはこれらの結果は伝えずに，循環管理を行った．主要エンドポイントは，Fibtem A5 またはフィブリノゲン値が，2,500 ml 以上の重症 PPH や赤血球輸液を予測できるかどうかとした．

■結果

分娩した妊婦 6,187 人のうち，研究対象となったのは 356 人であった．原因別に見ると胎盤早期剥離に伴う PPH で最も低値を示した（表）．フィブリノゲン 200 mg/dl，Fibtem A5 10 mm をカットオフ値とすると，輸血必要性の陽性的中率はそれぞれ 75％，71％であった．また，フィブリノゲン値 400 mg/dl，Fibtem A5 22 mm では，輸血必要性の陰性的中率はそれぞれ 80％，75％であった．2,500 ml 以上の重症 PPH

表　分娩後出血原因と研究参加時のフィブリノゲン値・Fibtem A5

	n	フィブリノゲン値[*] (g/l)	Fibtem A5[*] (mm)	総出血量 ＞2.5 l（%）	輸血 （%）
全症例	356	3.8 (3.1−4.5)	19 (16−23)	10.7	29.8
弛緩出血	146	3.9 (3.1−4.7)	19 (17−23)	14	31
手術操作・産道裂傷	126	3.9 (3.3−4.5)	19 (16−23)	5	17
胎盤遺残	36	3.9 (3.3−4.5)	19 (16−22)	11	31
胎盤早期剥離	14	2.2 (1.9−2.9)	14 (10−17)	21	71
前置胎盤	8	3.4 (2.7−3.6)	18 (16−20)	1	50

[*]データは，中央値（25−75 パーセンタイル）で示した．
［本論文より引用］

への独立した進展予測因子に関する多変量解析では，最終的に Fibtem A5 のみが統計学的に有意であった．

■**結論**

　Fibtem A5 とフィブリノゲン値のどちらも重症 PPH への進展を予期できた．しかし，Fibtem A5 は 10 分以内に結果が得られるので，実用的である．

コメント

　近年，大量出血における麻酔管理において，フィブリノゲンの重要性が注目されている．産科危機的出血では，ほかの大量出血よりも早期からフィブリノゲンが低下するため，迅速にフィブリノゲンを補充しなければならない．ただし，新鮮凍結血漿のみでフィブリノゲンを補充しようとすると大量の新鮮凍結血漿が必要となる．クリオプレシピテートは凝固因子が濃縮されており，過剰輸血を避けながらフィブリノゲンを補充できるが，すべての施設で利用できるわけではない．また，適用外使用ではあるが，一部の施設では倫理委員会の承認を得たうえで，乾燥ヒトフィブリノゲン製剤を使用する方法もある．フィブリノゲンを指標として大量出血時の凝固因子補充を行う場合，中央検査部でのフィブリノゲン測定は時間が必要で対応に遅れが生じる可能性がある．Fibtem は ROTEM® による検査項目の一つで，組織因子により外因系凝固を促進し，サイトカラシン D により血小板凝集を抑制することにより，フィブリノゲンによる凝固のみを短時間で観察できる．手術室の血液ガス分析装置の隣に，凝固系のポイント・オブ・ケア装置が設置されるのも遠い未来ではないだろう．

Programmed intermittent epidural boluses for maintenance of labor analgesia : An impact study

McKenzie CP, et al. Int J Obstet Anesth 2016 ; 26 : 32-8

自動間歇的硬膜外注入法は，持続硬膜外注入法より優れているか？

松田　祐典

■目的

硬膜外鎮痛による産痛緩和において，自動間歇的硬膜外注入（programmed intermittent epidural bolus：PIEB）は，従来の硬膜外持続注入（continuous epidural infusion：CEI）よりも局所麻酔薬の必要量を減らし，母体満足度を上昇させる．これまでの研究はすべて商標未認可のデバイスであったが，PIEB が可能な CADD Solis pump® が臨床使用可能となった．本研究では，PIEB ＋患者自己調節硬膜外鎮痛（patient-controlled epidural analgesia：PCEA）の導入により，CEI ＋ PCEA と比べて鎮痛レスキュー（PCEA で対処しきれない際に行う医療者による硬膜外鎮痛ボーラス）が減少したかどうかを後ろ向きに検討した．

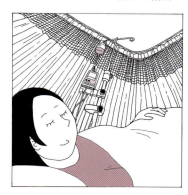

■方法

CEI 群は 2014 年 8-10 月，PIEB 群は 2015 年 5-7 月に経腟分娩した患者を対象とした．ブロックの効果が得られず，硬膜外カテーテルを再留置した症例や，開始 60 分以内の分娩，偶発的硬膜穿刺，機器の不具合など標準的プロトコールから著しく逸脱した症例は除外した．

硬膜外鎮痛はスフェンタニル 10 μg を加えた 0.125％ブピバカイン 15 ml，脊髄くも膜下硬膜外併用麻酔（CSEA）はブピバカイン 2.5 mg ＋スフェンタニル 5 μg で開始した．持続注入液は 0.0625％ブピバカイン＋スフェンタニル 0.4 μg/ml を用いた．CEI は 12 ml/hr で持続注入し，PCEA（ボーラス 12 ml，ロックアウト時間 15 分）を併用した．PIEB は 9 ml を 45 分ごとに注入し，PCEA（ボーラス 10 ml，ロックアウト時間 10 分）を併用した．

■結果

CEI 群 333 名，PIEB 群 276 名が対象となった．初産婦率，陣痛開始の種類（自然陣発，

分娩誘発，オキシトシン分娩促進）などの患者背景に有意差は認めなかった．鎮痛レスキュー率は，CEI群19％，PIEB群12％とPIEB群で有意に低かった（P = 0.01）．硬膜外鎮痛開始前後の痛みに関しては有意差を認めなかったが，鎮痛開始後から分娩までの最大の痛みはCEI群で有意に高かった〔2（0-5）vs 0（0-4），P = 0.03〕．器械分娩率はCEI群6％（吸引分娩5％，鉗子分娩1％），PIEB群10％（吸引分娩9％，鉗子分娩1％）であった（P = 0.16）．片側硬膜外ブロックの記載はCEI群5.4％，PIEB群1.8％とCEI群で多かった（P = 0.02）．

■結論

PIEB + PCEAの導入により，鎮痛レスキュー頻度が7％減少した．PIEBもCEIも産痛緩和効果に差はなく，分娩様式も同等であった．

コメント

PIEBモードによる分娩時硬膜外鎮痛は，最近最も注目を集めている硬膜外鎮痛法である．メタ解析では，PIEBを含めた持続投与のない間歇的硬膜外鎮痛はCEIと比べて統計学的に有意差はないものの，器械分娩率を低下させる可能性が示唆されている〔オッズ比0.59（95％信頼区間0.35-1.00），P = 0.05〕[1]．しかしながら，本研究を含めた多くの研究では，鎮痛効果は両者とも同等と報告されており，PIEBの利点は鎮痛効果というよりも，患者満足度の向上と医療者側の業務負担軽減にあると考えられる．PIEBが発表された当初は，1時間おきに投与するプロトコールが多かったが，本研究では45分とこれまでよりも短い．われわれの施設でもPIEBを行っているが，1時間おきの投与では次のボーラス投与前に痛みや違和感を訴えることが多い印象があり，現在では40分間隔で行っている．本研究で用いられているPIEBプロトコールはpreliminary studyで検証され，設定されたプロトコールであるため，実臨床に近い設定と思われる．今後は，PIEBとCEIの比較だけではなく，PIEBの異なるプロトコールによる比較研究が増え[2]，至適な投与量・投与間隔が示されるだろう．

●参考文献

1) George RB, et al. Intermittent epidural bolus compared with continuous epidural infusions for labor analgesia : a systematic review and meta-analysis. Anesth Analg 2013 ; 116 : 133-44.
2) Epsztein Kanczuk M, et al. Programmed intermittent epidural bolus for labor analgesia during first stage of labor : a biased-coin up-and-down sequential allocation trial to determine the optimum interval time between boluses of a fixed volume of 10 mL of bupivacaine 0.0625％ with fentanyl 2 μg/mL. Anesth Analg 2017 ; 124 : 537-41.

デクスメデトミジンは，妊娠中の母体と胎児にどのような影響を及ぼすのか？

松田　祐典

■目的

デクスメデトミジンは鎮静作用に加えて，抗不安作用や鎮痛作用があるため，オピオイドやベンゾジアゼピンの必要量を減らすことができる．妊婦に対して使用した症例報告はいくつかあるが，母体と胎児が受ける影響についての研究はない．本研究では，妊娠92日のヒツジ（ヒトでは第2三半期の終盤）において，デクスメデトミジンが母体と胎仔に対して，どのような影響を及ぼすかを検討した．

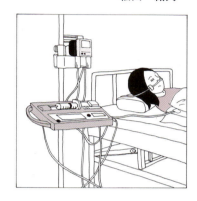

■方法

妊娠90±1日のヒツジをミダゾラム1 mg/kgおよびチオペンタール7 mg/kgで麻酔導入して気管挿管した．全身麻酔はイソフルラン1〜2%で維持し，大動静脈圧迫を避けるため左側臥位とした．母体の左大腿動脈と左内頸静脈，胎仔の両側大腿動脈にカテーテルを挿入し，また，左子宮動脈に流量測定プローブを留置して子宮血流を測定した．0.25%ブピバカインで浸潤麻酔をし，nalbuphine（κ agonist）1 mg/kgで鎮痛を図った．胎仔頭部を子宮外へ露出し近赤外線分光法（near-infrared spectroscopy：NIRS）装置を装着した後，48時間かけて定常状態とした．

30〜60分間ベースライン値を測定したのち，デクスメデトミジン1 μg/kgをローディングし，さらに1 μg/kg/hrで維持した．持続投与は3時間継続し，継続終了後2時間，経過観察した．母体と胎仔の血液サンプルは30分ごとに行った．

■結果

9匹の早産妊娠ヒツジで実験を行い，いずれも合併症を認めなかった．デクスメデトミジン投与中，母体は痛み刺激に反応せず，正常の呼吸パターンを呈していた．母体および胎仔の血液ガス分析では，pH，Sa_{O_2}，P_{CO_2}，BEに変化を認めなかったが，血糖値のみ母体と胎仔の両方で上昇した（表）．

デクスメデトミジンをローディングした際に，母体の低血圧や突然の血圧上昇などの循

表 デクスメデトミジンによる母体・胎仔の血糖値変動

	母体血糖値（mg/dl）	胎仔血糖値（mg/dl）
ベースライン	49 ± 10	22 ± 3
デクスメデトミジン投与開始後 3 時間	104 ± 33	48 ± 16
デクスメデトミジン投与終了後 2 時間	63 ± 12	24 ± 4

［本論文より引用］

環動態変化は認めなかった．母体の心拍数は 30 分かけて 90 bpm から 70 bpm へ徐々に低下したが，投与中止後 1 時間でベースライン値に戻った．母体の平均動脈圧も心拍数と同様に推移した．子宮血流はベースラインが 183 ± 63 ml/min で，デクスメデトミジン投与により 85-115％の間で変動し，投与中止 2 時間後も変化が持続していた．

また，母体と異なり，胎仔では心拍数，平均動脈圧は週数相当の正常範囲内で推移した．NIRS 測定において，酸素化ヘモグロビン，脱酸素化ヘモグロビン，総ヘモグロビンは，デクスメデトミジン投与中および投与後いずれも 5％の範囲内でしか変動しなかった．

■結論

デクスメデトミジンは妊娠ヒツジに心拍数と平均動脈圧の軽微な低下を来すが，胎仔の循環動態へは大きな影響を及ぼさなかった．一方で一時的にではあるが，母体・胎仔両方の血糖値を軽度上昇させた．

コメント

デクスメデトミジンの鎮痛効果は帝王切開の術後鎮痛[1]や，産痛緩和[2]へ応用されつつある．しかしながら，本研究は早産妊娠ヒツジを対象としており，胎児治療へ応用できる非常にユニークなものである．本研究結果より，デクスメデトミジンは母体循環動態への影響があるものの比較的軽微であり，胎仔の循環動態へは影響を認めなかった．しかしながら，母体・胎仔両方に血糖値の上昇を認めた．これはデクスメデトミジンによるインスリン分泌抑制に起因するものと著者らは考察している．

多くの麻酔薬が発達脳へ悪影響を示すなか，デクスメデトミジンは神経細胞のアポトーシスを誘導しないことが示唆されており[3]，胎児麻酔の新たな麻酔薬として注目される．

●参考文献

1) Nie Y, et al. Effect of dexmedetomidine combined with sufentanil for post-caesarean section intravenous analgesia : a randomised, placebo-controlled study. Eur J Anaesthesiol 2014 ; 31 : 197-203.
2) Abu-Halaweh SA, et al. Intravenous dexmedetomidine infusion for labour analgesia in patient with preeclampsia. Eur J Anaesthesiol 2009 ; 26 : 86-7.
3) Koo E, et al. Neurotoxic effects of dexmedetomidine in fetal cynomolgus monkey brain. J Toxicol Sci 2014 ; 39 : 251-62.

17 救急医療

Fluid balance in sepsis and septic shock as a determining factor of mortality
Sirvent JM, et al. Am J Emerg Med 2015 ; 33 : 186-9

敗血症患者において，過剰輸液は死亡リスクを増加させる？

山田　淑恵／林　寛之

■背景

重症敗血症や敗血症性ショックのおもな治療は，感染源のコントロールと適切な抗菌薬，輸液，昇圧薬の使用，そして呼吸のサポートである．特に十分な輸液負荷は，敗血症蘇生の初期段階の鍵として知られているが，一方で，過剰な輸液負荷は呼吸状態の悪化や腹腔内圧の上昇，凝固障害，脳浮腫の可能性を増大させる．本研究は，敗血症や敗血症性ショックの患者において，体液バランスが死亡率に関与するかどうかを検討している．

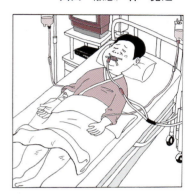

■方法

2012年10月-2013年1月に大学病院のICUで行われた前向きコホート研究である．対象は集中治療専門医により重症敗血症，敗血症性ショックと診断された患者で，ICU入室前に昇圧薬を投与された患者は除外された．なお，本論文における"重症敗血症"とは"急性感染症に臓器障害が併存する病態"，"敗血症性ショック"とは"急性感染により急性臓器障害（急性腎不全，呼吸不全）が生じた，または6時間以上昇圧薬が必要な病態"と定義されている．"輸液"の種類は平衡電解液を用い，ICU入室から24，48，72，96時間後の体液バランスと28日死亡率をエンドポイントとして，カプラン・マイヤー法で検定した．

■結果

対象患者は42人〔男性27人（64.3％），平均年齢61.8±15.9歳，敗血症性ショック69％，血液培養での陽性率40.5％，感染のフォーカスは腹部48％，呼吸器17％など〕であった．死亡患者では48，72，96時間後の体液バランスが過剰となり，72時間後の体液バランスが+2.5 l 以上では死亡リスクが高かった（P＝0.02）．この結果は，Boydら[1]の敗血症治療の最初の4日間で体液バランスが過剰にプラスだった患者は，死亡のリスクが増すという研究とも一致している．

コメント

　昨今，敗血症のガイドラインや，早期目標指向型治療（early goal-directed trerapy：EGDT）など，敗血症患者に対してよりよい補液法が模索されている．本研究では，過剰な体液バランスに警鐘が鳴らされた．過剰輸液や高浸透圧は，毛細血管漏出を悪化させ，肺水腫を来し，また臓器低灌流やそれに伴う臓器不全，腹腔内圧上昇を生じる可能性がある．一方，敗血症による急性腎不全の合併は，体液バランスを過剰に傾ける．

　本研究では，ICU入室時のSAPS Ⅱ（Simplified Acute Physiology Score Ⅱ）は死亡患者で有意に高く（死亡患者52.5±15.4 vs 生存患者40.2±14.9，P＝0.016），体液バランスが過剰だから死亡率が高いのか，重症度が高いから輸液量が増える，あるいは尿量が減るのかは分からない．

　本研究は，敗血症患者に対する初期治療における大量輸液を否定するものではない．Rivers ら[2]は敗血症性ショックの患者でEGDTを行った群の患者の死亡率が通常治療を受けた群に比べて有意に低下することを示した（30.5% vs 46.5%，P＝0.02）．この研究では，最初の6時間の輸液量はEGDT群で有意に多いが，それ以後の輸液量や昇圧薬の使用はむしろ減少している．また，人工呼吸管理が必要となる患者もEGDT群で有意に少なかった．早期の十分量の輸液は，敗血症患者の循環不全や代謝性障害を改善させる要の治療である．EGDTは，新たな治療のコンセンサスが得られるまでは達成されるべきだろう．しかしICU入室後も大量の輸液が持続的に必要な状態であれば，再度ドレナージなどの物理的な（時に外科的な）感染源のコントロールが可能かも再考する必要がある．

　ICU治療に携わった者ならば，過剰な輸液負荷が原因として疑われる呼吸状態・心機能の悪化や肝機能障害，腸管浮腫による消化管機能障害などを一度ならず経験したことがあるだろう．患者にとって過不足のない適切な輸液を行うことは非常に重要である．明確なガイドラインがない現状では，患者自身の全身状態やバイタル，呼吸状態や尿量を見ながら，患者の病態に即して総合的に判断するほかないだろう．

●参考文献
1) Boyd JH, et al. Fluid resuscitation in septic shock：a positive fluid balance and elevated central venous pressure are associated with increased mortality. Crit Care Med 2011；39：259-65.
2) Rivers E, et al. Early goal-directed therapy in the treatment of severe sepsis and septic shock. N Engl J Med 2001；345：1368-77.

Is shock index a valid predictor of mortality in emergency department patients with hypertension, diabetes, high age, or receipt of β or calcium channel blockers?

Kristensen AKB, et al. Ann Emerg Med 2016 ; 67 : 106-13

Shock index は本当に有用か？

山田　淑恵／林　寛之

■背景

Shock index(SI)は血行動態が破綻するリスクのある患者を同定するツールとして広く用いられている．SIはSI＝脈拍数／収縮期血圧（正常値0.5-0.7）で表される．死亡率や病態の重症度に関連しており，特に救急外来での外傷や敗血症のリスク評価に便利である．一方，高齢，糖尿病，高血圧，Ca拮抗薬およびβ遮断薬使用者などでは頻脈になりにくく，本当にSIが有用なのか疑問が残る．本研究では，65歳以上の高齢者，高血圧，糖尿病，Ca拮抗薬またはβ遮断薬を内服している患者では，この相関が弱まるのではないかという仮説を検証している．

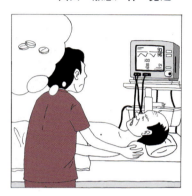

■方法

本研究は1995年11月-2011年12月のオーデンセ大学病院（デンマークの総合病院かつレベル1の外傷センター）で行われ，対象はすべての救急外来患者のうち，18歳以上でデンマークIDを有する111,019名を対象とした．SIと30日死亡率との相関関係について，SIを0.7未満，0.7以上1未満，1以上の3群に分類し，年齢（65歳未満か，65歳以上か），高血圧と糖尿病（過去10年に診断されたものか，入院90日以内に降圧薬が処方されたものか），90日以内にCa拮抗薬またはβ遮断薬を処方されたかどうかなどの因子について，多変量ロジスティック回帰分析を用いて解析した．

■結果

死因は外傷が41％，心血管系疾患が9％，神経系疾患8％などであった．全患者の30日死亡率は3.0%〔95％信頼区間(CI)2.9-3.1％〕で，死亡者では脈拍とSIは高く，血圧は低かった．また，死亡者には高齢，高血圧，糖尿病，Ca拮抗薬またはβ遮断薬が処方された割合が多かった．それぞれのSIと30日死亡率の関係は表のとおりである．

救急外来でのSIは30日死亡率と独立して関連があり，高齢，高血圧，Ca拮抗薬ま

たはβ遮断薬の使用はこの関連を弱めることが分かった．糖尿病も関連がありそうに見えるが，多変量解析では関連の減弱を認めなかった（オッズ比1.1，95％ CI 0.9-1.2）．また，救急外来においてSIが1以上だと30日死亡率が高まるが，高齢，高血圧，Ca拮抗薬またはβ遮断薬の使用で関連が弱

表　SIと30日死亡率の関連

患者の特性	オッズ比（95％信頼区間）		
	SI＜0.7（参考）	SI＝0.7-1	SI≧1
全患者	1	2.2（2.1-2.4）	10.7（9.6-11.9）
年齢			
＜65	1	2.4（2.1-2.9）	18.9（15.6-23.0）
≧65	1	3.1（2.8-3.4）	8.2（7.2-9.4）
Ca拮抗薬・β遮断薬			
なし（−）	1	2.4（2.2-2.6）	12.3（11.0-13.8）
あり（＋）	1	2.4（2.0-2.9）	6.4（4.9-8.3）
高血圧			
なし（−）	1	2.2（2.0-2.5）	12.9（11.1-14.9）
あり（＋）	1	2.9（2.5-3.2）	8.0（6.6-9.4）
糖尿病			
なし（−）	1	2.2（2.1-2.4）	10.8（9.6-12.0）
あり（＋）	1	2.3（1.8-3.0）	9.3（6.7-12.9）

［本論文より引用］

まることが分かった．逆にSIは，若く，高血圧の既往がなく，Ca拮抗薬またはβ遮断薬を使用していない患者では，死亡率との関連が強く，特異度が高い．

コメント

　救急の現場で広く使われているSIであるが，血管系や自律神経系に影響を及ぼすような病態の患者では，その関連が弱まることが示唆された．この研究結果は，高齢者や降圧薬内服患者のなかには，頻脈や血圧低下があまり顕著でないにもかかわらず重症疾患・外傷が紛れ込んでいることを示唆しており，これは経験ある医師たちの臨床的な感覚とも合致する．ただし，高齢，高血圧，Ca拮抗薬またはβ遮断薬の使用がSIと30日死亡率の関連を弱めるからといって，SIがこれらのグループで有用でないということにはならない．高齢，高血圧，Ca拮抗薬またはβ遮断薬の使用は死亡率が上がることから，SIを評価したうえで，さらにリスクが上乗せされる可能性があると考えたほうがベターではなかろうか．

　一方，今回指摘された因子をもたない若く健康な患者では，SIが1以上であることと30日死亡率との特異度は高く重篤な病態であることを示唆するが，感度は低いため，SIが正常だからといって30日死亡率のリスクが除外できるわけではないことは当然注意されたい．本研究により，救命の現場でも一般の外来同様，患者の全身状態を評価するのには，既往歴や内服歴が重要であることが示されたといえるだろう．

PROPPR試験—重症外傷の輸血の"血漿：血小板：赤血球"の比は1：1：1と1：1：2のどちらがよい？

山田　淑恵／林　寛之

■背景

重症外傷の治療では大量輸血が必要であり，米国ではdamage control resuscitationと呼ばれる受傷早期の大量輸血が標準治療となっている．これは循環血漿量の減少や大量の補液で希釈されることによる急性凝固障害を改善し，酸素運搬能を維持することで，患者の予後を改善する．過去に行われたProspective Observational Multicenter Major Trauma Transfusion(PROMMTT)研究[1)2)]では一般に"血漿：血小板：赤血球"の輸血割合は1：1：1か1：1：2で投与されることが推奨されている

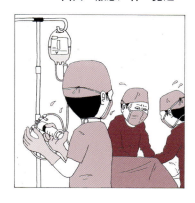

が，果たしてどちらが有効なのかは明らかになっていない．本研究の目的は，重症外傷患者の治療において，これらの輸血割合の効果と安全性を検証することを目的としている．以下，新鮮凍結血漿(fresh frozen plasm：FFP)，濃厚血小板(platelet concentrates：PC)，濃厚赤血球(red cell concentrates：RCC)と省略する．

■方法

2012年8月-2013年12月に北米の12のレベルⅠ外傷センターで行われた，第Ⅲ相多施設ランダム化比較試験である．施設基準で脈拍，血圧，呼吸回数，受傷機転から医師により最重症と考えられ，大量輸血が必要と判断された重症外傷患者を対象とした．搬送中または搬送後1時間以内にFFP，PCおよびRCCの投与の割合によって1：1：2群または1：1：1群に無作為割り付けした．解剖学的な止血が得られた場合，死亡，治療撤退，プロトコールが守られなかった時点で，それまでに投与された血液製剤の比率によらず介入は終了する．プライマリーアウトカムは24時間死亡率，30日死亡率に設定された．

■結果

680名が，1：1：1群(338人)および1：1：2群(342人)に割り付けられた．治

療は各病院の一般的なもので，介入は行わなかった．患者の外傷重症度スコア（ISS）の中央値は 26 で，初期ヘモグロビン値は 1：1：1 群で 11.7 g/dl（37%が 11 g/dl 未満），1：1：2 群で 11.9 g/dl（38.8%が 11 g/dl 以下）であった．検定の結果，24 時間後死亡率は 1：1：1 群が 12.7%と 1：1：2 群が 17.0%〔−4.2%（95% CI −9.6−1.1%），$P=0.12$〕，30 日死亡率はそれぞれ 22.4%と 26.1%〔−3.7%（95% CI −10.2−2.7%），$P=0.26$〕で，どちらも有意差は認めなかった．しかし，24 時間以内死亡のおもな死亡原因である出血死は 1：1：1 群が 9.2%，1：1：2 群が 14.6%〔−5.4%（95% CI −10.4−−0.5%），$P=0.03$〕と 1：1：1 群で有意に減少した．輸血関連合併症（ARDS，MOF，静脈血栓症，敗血症）の発生率は有意差を認めなかった．

コメント

本研究では入院から失血死に至るまでの時間の中央値は 2.3 時間であり，早期の輸血に踏み切る決断が重要といえる．北米では重症外傷診療の一施設集約化が導入されており，今回の研究では無作為化から 10 分以内にベッドサイドに輸血コンテナが運ばれているが，現在わが国の多くの外傷センターでは，このような早期の輸血準備は難しいだろう．その代わりに各施設で，特に冷凍状態で保存されている FFP を早期に投与するための特殊な加温器の使用，ドクターカー出動医師の現場から搬送予定病院への異型輸血準備の指示などの工夫が行われている．外傷診療に携わる者は外科的な止血介入までに，あるいは止血介入中に，凝固因子や血小板を十分量投与するために尽力すべきである．実際の外傷外科手術でも，手術開始までに凝固系成分の補充が間に合った症例とそうでない症例とでは，血液の粘度や出血量に差があることを体感できることと思う．術野から湧き出るような大量のサラサラとした出血を横目に，各種輸血製剤を必死にポンピングするときの焦りを経験したことのある麻酔科医にとっては，救急医に凝固系補充の止血効果が改めて認知された今回の研究は福音となるだろう．救急外来での一刻も早い輸血開始と，凝固系の十分な補充が，外傷死の予後を改善する可能性がある．この結果を受け，救急外来でより早い FFP や PC の投与が行われるようになれば，日本の外傷診療は一歩先へと進むことができるのではないだろうか．

●参考文献

1) Holcomb JB, et al. The prospective, observational, multicenter, major trauma transfusion (PROMMTT) study : comparative effectiveness of a time-varying treatment with competing risks. JAMA Surg 2013 ; 148 : 127-36.
2) del Junco DJ, et al. Resuscitate early with plasma and platelets or balance blood products gradually : findings from the PROMMTT study. J Trauma Acute Care Surg 2013 ; 75(Suppl 1) 1 : S24.

Ionised calcium levels in major trauma patients who received blood in the emergency department
Webster S, et al. Emerg Med J 2016 ; 33 : 569-72

外傷患者はカルシウムが足りない！

山田　淑恵／林　寛之

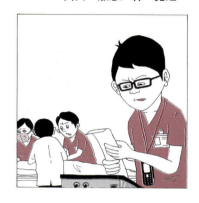

■背景

近年，外傷患者に対して早期輸血ができる環境が整い，患者の救命率は上昇した．血液製剤にはカルシウムのキレート剤となるクエン酸が含まれており，輸血によりイオン化カルシウム（Ca）レベルが低下するが，低 Ca 血症は血管収縮能低下，凝固障害を引き起こし，低血圧，死亡率を増加させることが明らかとなっている．本研究は，重症外傷患者は低 Ca 血症を起こすリスクがあり，血液製剤が投与されると低 Ca 血症が増悪するという仮説を立て，それを検証している．

■方法

2013 年 1 月-2014 年 1 月にロンドンの主要外傷センターの救急部で早期に血液製剤投与を受けたすべての重症外傷患者を対象に，後ろ向きコホート研究が行われた．対象患者に関して，輸血前と輸血後の Ca 値を測定した．ここでいう血液製剤とは赤血球，凍結血漿，クリオプレシピテートを指し，低 Ca 血症は $Ca < 1.1\ mmol/l$ と定義した．

■結果

対象患者は 55 人で男性が 36 人（65％），年齢の中央値は 33 歳（16-99），外傷重症度スコア（injury severity score：ISS）の中央値は 24（4-50），全死亡率は 18％であった．

55％の患者は来院時すでに低 Ca 血症があり，輸血後には 89％で低 Ca 血症を認めた．95％の患者において Ca 値は輸血後に下がり，輸血前が 1.11 mmol/l〔95％信頼区間（CI）1.09-1.14〕，輸血後が 0.98 mmol/l（95％ CI 0.93-1.02）と有意差を認めた（$P < 0.001$）．Ca 値の低下はわずか 1 単位の輸血でも起こり，輸血量が多いほどその傾向は強かった（図）．最も多くの患者（48％）が 2 単位の輸血を受け，その前後で Ca 値は有意に低下した（$P < 0.001$）．

以上より,外傷患者は低Ca血症のリスクがあるといえる.また,半分以上の患者が来院時すでにCa低値であったことを考えると,Caの補正は,もっと早い段階で考慮されるべきかもしれない.今後,Caの早期投与が死亡率を改善するかどうかを前向きに研究する必要がある.

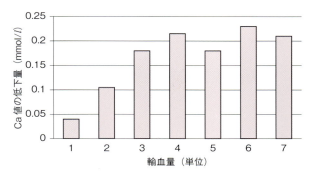

図 輸血量とCa値の低下量
[本論文より引用]

コメント

最近の研究では,Ca値が<1 mmol/lで年齢やISSにかかわらず死亡率が増加し,Ca<0.88 mmol/lでは死亡率が3倍になることが報告されている[1].Ca値を1 mmol/l以上に保つことを推奨する論文[2]もあるが,多くの大量輸血プロトコールでは輸血前や,輸血時の明確なCa製剤投与の基準は示されていない.

今回の研究では,来院時よりCa値が低下している患者が多く,単純に時間経過により低下した可能性もあり,対象患者の低Ca血症が,外傷と血液製剤どちらの影響をより強く受けているのか判然としない.また,交絡因子であるpHが検討されていない,晶質液投与量との関係が検討されていないなど,検討の余地を多く残している研究だが,輸血を必要とするような外傷患者では,血圧低下や死亡率と関連する低Ca血症に注意が必要ということはできるだろう.

Ca補充によって死亡率が改善するか否かについては議論の余地があるが,現状では,外因により失われたCaの不足分を補充することは病態的に理にかなっていると思われる.わが国の高度救命救急外傷センターのなかには,頻回に血液ガスでCa値を確認し,1 mmol/l以下となる場合は適宜グルコン酸カルシウム(カルチコール®)を補充している施設もある.

この研究は,外傷患者が早期から低Ca血症を来していることを示した点で,今後の外傷診療に一石を投じたといえるだろう.今後は病着時からのCa値検査と,早期目標治療(early target therapy)が必要となるかもしれない.

●参考文献

1) Choi YC, et al. The value of initial ionized calcium as a predictor of mortality and triage tool in adult trauma patients. J Korean Med Sci 2008 ; 23 : 700-5.
2) Dawes R, et al. Battlefield resuscitation. Curr Opin Crit Care 2009 ; 15 : 527-35.

肺塞栓症の重症度を 12 誘導心電図から読み解く

Findings from 12-lead electrocardiography that predict circulatory shock from pulmonary embolism : Systematic review and meta-analysis
Shopp JD, et al. Acad Emerg Med 2015 ; 22 : 1127-37

山田　淑恵／林　寛之

■背景

　肺塞栓の重症度は，血中の心筋酵素やエコーだけでなく，簡便な 12 誘導心電図からも予測することができる．Daniel ら[1)]によって考案された Daniel ECG score（表）では，21 点中 8 点以上で死亡やショック，心不全などを引き起こし，予後不良と考えられている．

　この研究の目的は，急性肺塞栓症の際の肺高血圧による右室負荷所見を伴った心電図変化が，患者予後を予測できるかどうかを検証することである．急性肺塞栓症患者の心電図における Daniel ECG score，予後不良因子とされる aVR 誘導での ST 上昇，心房細動の所見から，血行動態の破綻や 30 日死亡率を予測する．

■方法

　本研究は 2014 年 10 月にシステマティックレビューによるメタ解析で行われた．エンドポイントは，血行動態の破綻（血圧＜ 90 mmHg，昇圧薬や人工呼吸器管理を必要としたもの，血管内または外科的血栓除去術を要したもの，血栓溶解薬の使用，心肺蘇生，体外循環を行ったものと定義），病院での死亡，30 日死亡率とした．

■結果

　45 の論文で解析された患者 8,209 人中，肺塞栓で多く認められた症状は，100 回 / 分以上の頻脈（38％），V1 での陰性 T 波（38％），aVR での

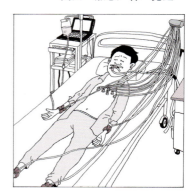

表　Daniel ECG score

（合計 0-21 点）

所見	点数
脈拍＞ 100 回 / 分	2
不完全右脚ブロック	2
完全右脚ブロック	3
V1-4 誘導すべてでの陰性 T 波	4
V1 誘導の陰性 T 波	
＜ 1 mm	0
1-2 mm	1
＞ 2 mm	2
V2 誘導の陰性 T 波	
＜ 1 mm	1
1-2 mm	2
＞ 2 mm	3
V3 誘導の陰性 T 波	
＜ 1 mm	1
1-2 mm	2
＞ 2 mm	3
I 誘導の S 波（S1）	0
III 誘導の Q 波（Q3）	1
III 誘導の陰性 T 波（T3）	1
S1Q3T3 がそろう	2

ST上昇（36％）だった．すべての解析ができた10の論文の患者3,007人で，以下の心電図所見が予後予測因子として挙げられた．100回/分以上の頻脈，S1Q3T3パターン（Ⅰ誘導でのS波，Ⅲ誘導でのQ波，Ⅲ誘導での陰性T波）の存在，完全右脚ブロック，V1-4での陰性T波，aVRでのST上昇，心房細動の6つである．

　Daniel ECG scoreは肺塞栓症患者で2.6±1.5（平均±標準偏差），血行動態破綻患者で5.9±3.9（P＝0.039），30日死亡率4.9±3.3（P＝0.12）と高かった．Daniel ECG scoreと死亡率の相関は有意差を認めないが，循環動態の破綻を来す患者は有意に多かった．また，先行研究によると，ショックの90％は肺塞栓症の診断後24時間以内に起こり，肺塞栓症が直接原因の院内死亡のほとんどは診断後48時間以内に起こる．

　以上より，肺塞栓発症時の心電図所見は，重症度を層別化し治療方針を決定するのに有用である．肺塞栓の患者でDaniel ECG scoreが21点中5点以上，aVRでのST上昇，心房細動を呈する患者は，ほかのクライテリアでリスクが低いと出ても，血行動態破綻のリスクが高い可能性がある．

コメント

　肺塞栓症はショックバイタルを呈する高リスク群，右室負荷所見または心筋障害（あるいはその両方）を呈する中等度リスク群，どちらも示さない低リスク群に分類される．高リスク群は血栓溶解療法および抗凝固療法の適用となり，中等度リスク群は抗凝固療法のみを行う[2]．しかし，中等度リスク群でも死亡率は3-15％と高く[2]，経過中に血行動態の破綻を起こす可能性がある．その場合は血栓溶解療法の適用となるため，十分注意が必要だ．

　なお，血行動態破綻のリスクが高いからといって，いきなり血栓溶解療法まで行うのは飛躍しすぎかもしれない．ヨーロッパの多施設共同研究であるPEITHO試験[3]では，中等度リスク群のうち，右室負荷所見と心筋障害のある患者を無作為に血栓溶解療法＋抗凝固療法を行う群とプラセボ＋抗凝固療法を行う群に分け，大規模ランダム化比較試験を行った．この研究では，血行動態の悪化には有意差があったものの（血栓溶解療法群1.6％ vs プラセボ群5.0％，P＝0.002），30日死亡率では有意差を認めなかった（2.4％ vs 3.2％，P＝0.42）．その一方で，脳出血の合併症は血栓溶解療法群で有意に多かった．肺塞栓症の患者は，集中治療室（ICU）入室後も12誘導心電図などのベッドサイドで行える検査で予後を予測しながら，慎重に治療を続ける必要があるだろう．

●参考文献

1) Daniel K, et al. Assessment of cardiac from massive pulmonary embolism with 12-lead ECG. Chest 2001 ; 120 : 474-81.
2) Torbicki A, et al. Guidelines on the diagnosis and management of acute pulmonary embolism. Eur Heart J 2008 ; 29 : 2276-315.
3) Meyer G, et al. Fibrinolysis for patients with intermediate-risk pulmonary embolism. N Engl J Med 2014 ; 370 : 1402-11.

18 集中治療

Acute respiratory distress syndrome : The Berlin Definition
ARDS Definition Task Force. JAMA 2012 ; 307 : 2526−33

ARDS の新しい定義：Berlin 定義

吉田　真一郎

■背景

急性呼吸窮迫症候群（Acute Respiratory Distress Syndrome：ARDS）は，1994 年に米国欧州コンセンサス会議において初めて明確な定義（AECC 定義）が示された[1]．しかし，"急性"の定義，異なる呼吸器設定での $Pa_{O_2}/F_{I_{O_2}}$ 比（P/F 比）の意義，胸部単純 X 線写真による重症度評価，肺水腫診断についてのコンセンサスは得られておらず，議論が続いていた．2011 年，欧州集中治療医学会は，新しい定義に関する検討を行った．

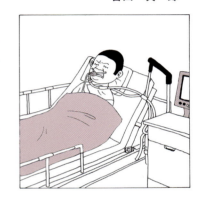

■方法

新定義原案は実証評価されたのちコンセンサス会議で検証され，最終版を作成した．先行研究の解釈のため，旧定義との両立を考慮した．原案の実証評価に用いるデータセットは，評価項目が含まれている多施設大規模前向きコホート研究やランダム化比較試験とし，画像や身体データは単施設の小規模前向きコホートも使用した．

評価変数は，死亡率，人工呼吸器離脱期間〔Ventilator free days（VFD）＝ 28 −人工呼吸日数〕，人工呼吸期間，胸部単純 X 線写真の重症度，静的コンプライアンス〔compliance of respiratory system（C_{RS}）＝ 1 回換気量 / プラトー圧− PEEP〕，修正呼気分時換気量（$\dot{V}E_{CORR}$ ＝分時換気量× $Pa_{CO_2}/40$），総肺重量，一側のシャント率とした．P/F 比は旧定義をそのまま踏襲し，PEEP レベルは 5 cmH$_2$O 以上を必須とした．予後予測は，新旧定義それぞれで ROC 曲線下面積を比較した．

■結果

1）ARDS の概念と新定義原案　ARDS の概念は，急性発症，びまん性の炎症性肺障害であり，肺血管透過性亢進，肺重量増加，酸素化不全を呈する．臨床的特徴は，低酸素血症，胸部単純 X 線写真正面像の両側浸潤影，シャント率増加，生理学的死腔増加，肺コンプライアンス低下である．新定義原案では重症度カテゴリーとして mild, moderate, severe の 3 つを設定し，旧定義の急性肺障害（Acute Lung Injury：ALI）は削除した．診断時期は，新たな呼吸器症状出現や増悪が把握されて 1 週間以内とした．PEEP は酸素化を修飾することから，PEEP ≧ 5 cmH$_2$O を要するものを ARDS とした．原案 severe 群はPEEP ≧ 10 cmH$_2$O を要し，低コンプライアンス（C_{RS} ＜ 40）か $\dot{V}E_{CORR}$ の異常高値（$\dot{V}E_{CORR}$ ＞ 10）またはその両者を伴い，胸部単純 X 線写真正面像で 3/4 以上の領域に浸潤影を認めるものとした．肺動脈楔入圧測定は基準から削除し，心不全や輸液過剰だけで説明できない呼吸不全は ARDS とした．

表　Berlin 定義最終版

	Mild	Moderate	Severe
呼吸器症状発症または増悪して 1 週間以内．			
胸部画像で，胸水・肺葉性虚脱・結節では説明できない両側性の陰影を認める．			
呼吸不全が心不全・過剰輸液では説明できない（リスクのない肺水腫の除外には他の客観的評価を要する）．			
	200 mmHg ＜ P/F 比 ≦ 300 mmHg で PEEP ≧ 5 cmH$_2$O	100 mmHg ＜ P/F 比 ≦ 200 mmHg で PEEP ≧ 5 cmH$_2$O	P/F 比 ≦ 100 mmHg で PEEP ≧ 5 cmH$_2$O

［本文献に基づき作成］

2）**原案の実証評価**　原案 severe 群は非常に少ない患者群となり，C_{RS} や $\dot{V}E_{CORR}$ の有用性も検討されたが，単純に P/F 比 ≦ 100 とした場合と死亡率は同様であった．P/F 比を旧定義の ALI・ARDS 基準と新定義の mild・moderate に対応させデータセットに適用すると，死亡率，VFD，人工呼吸期間，片肺重量，シャント率は重症度に応じて悪化していた．予後予測は新定義に有意性があることが示された．severe 群の post hoc 解析で，P/F 比 ≦ 100 かつ C_{RS} ≦ 20 または $\dot{V}E_{CORR}$ ≧ 13 の高リスク症例は，ARDS 全体の約 15％を占め，死亡率は 52％〔95％信頼区間（CI）48-56％〕であった．また，この高リスク症例に当てはまらない症例が severe 群にある程度存在し，その死亡率は 37％（95％ CI 33-41％）であった．

3）**新定義最終版**　新定義最終版は，原案が発表された地にちなんで"Berlin 定義"（表）と名づけられた．原案で検討された P/F 比以外の変数は，いずれも有用性を見出せず削除された．一方，検証に適用されたデータセットは異質性が高いという問題も指摘された．

コメント

今後，新定義に基づいた症例集積により新しい知見が示されることが期待される．しかし，ARDS は異質性の高い疾患であるため，サブグループの設定と介入がより有用な結果を示すために必要となる．肺水腫の除外，最小限の呼吸器設定についてはいまだ解決されず，今後の課題として残った．

● **参考文献**

1) Bernard GR, et al. The American-European consensus conference on ARDS. Definitions, mechanisms, relevant outcomes, and clinical trial coordination. Am J Respir Crit Care Med 1994 ; 149 : 818-24.

Effect of early vs delayed initiation of renal replacement therapy on mortality in critically ill patients with acute kidney injury : The ELAIN randomized clinical trial

Zarbock A, et al. JAMA 2016 ; 315 : 2190-9

急性腎障害を合併した重症患者に対し，腎代替療法はいつ導入すべきか？

吉田　真一郎

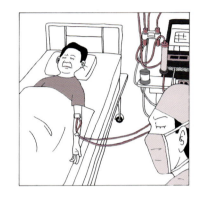

■背景

急性腎障害(acute kidney injury：AKI)を合併した重症疾患では，しばしば腎代替療法(renal replacement therapy：RRT)が導入される．早期のRRT導入が死亡率と腎機能を改善させることを示唆する報告[1,2]はあるが，適切な導入時期については十分に検討されていない．

■方法

本研究は単施設ランダム化比較試験で，AKIを合併した重症患者にRRTを導入し，導入時期の異なる2群を比較した．

RRTの導入時期は，早期群はKidney Disease Improving Global Outcomes(KDIGO) stage 2と診断されて8時間以内，後期群はKDIGO stage 3と診断されて，またはRRTの絶対適用(尿素窒素 > 46.7 mg/dl，K^+ > 6 mEq/l かつ心電図異常あり，Mg^{2+} > 8 mEq/l，尿量 < 200 ml/12 hr，ループ利尿薬抵抗性の臓器浮腫)となって，12時間以内とした．導入時は持続血液濾過透析(continuous hemodiafiltration：CHDF)とし，除水はせず濾液流量は30 ml/kg/hr，透析液と置換液流量は1：1とした．RRT中止基準は，尿量増加(利尿薬なしで > 400 ml/24 hr か，利尿薬投与下で > 2,100 ml/24 hr)と，クレアチニンクリアランスの改善(> 20 ml/min)とした．

AKIはKDIGOの診断基準でstage 2に該当し，適切な輸液管理〔人工呼吸患者で，肺動脈楔入圧/中心静脈圧 > 12 mmHg，1回拍出量変化(stroke volume variation：SVV) < 12％〕と，適切な循環管理(心係数 > 2.6 ml/min/m^2，平均動脈圧 > 65 mmHg，腹腔内圧 < 15 mmHg)が行われており，neutrophil gelatinase-associated lipocalin(NGAL) > 150 mg/mlで，①敗血症，②血管収縮薬使用(アドレナリンかノルアドレナリン0.1 µg/kg/minを超える投与)，③輸液過剰(肺水腫合併や水分バランス > 体重の10％)のいずれか1つを満たす患者とした．ICU在室が3日以内，18歳未満は除外した．慢性腎臓病，RRTの既往，腎血管閉塞性病変，糸球体腎炎，間

質性腎炎，血管炎，腎後性閉塞，溶血性尿毒症症候群，血栓性血小板減少性紫斑病，後天性免疫不全症候群でCD4陽性細胞＜0.05×10 E/l，血液悪性腫瘍で好中球＜0.05×10 E/lの患者も除外した．

■結果

112症例が早期群，119症例が後期群に割り付けられ，早期群は全症例RRTが施行された．後期群は，10名がAKIの改善などでRRT導入基準を満たさなかった．RRT導入までの時間は早期群で短く(中央値6時間 vs 25.5時間，P＜0.001)，90日予測死亡率は早期群で低かった〔39.3％ vs 54.7％，P＝0.03，ハザード比0.66(95％信頼区間0.45-0.97)〕．RRT期間は早期群で短縮(中央値9日 vs 25日，P＝0.04)，90日後の腎機能改善率は早期群で良好(53.6％ vs 38.7％，P＝0.02)，人工呼吸期間は早期群で短縮(中央値125.5時間 vs 181時間，P＝0.002)，入院期間は早期群で短縮した(51日 vs 82日，P＜0.001)．90日時点のRRT必要数，ICU在室日数は差がなかった．

無作為化24時間でRRT時間が6時間を超えていたのは，早期群100％，後期群21.8％であり，この時点のインターロイキン(IL)-6，8濃度は早期群が低値(IL-6：399.4 pg/ml vs 989.3 pg/ml，P＝0.02，IL-8：65.7 pg/ml vs 215.5 pg/ml，P＝0.001)であった．また，IL-6，8の第1病日の測定値は死亡率と関連していた．

コメント

研究では，先行研究の"早期"群がより進行したAKIを対象としていることを指摘する一方，"早期"すぎるRRT導入症例があっても，死亡率改善というアウトカムの優位性において容認されると結論づけている．しかし，小規模で術後症例が多く，内因性疾患への適用や，経済性という点では精緻性に欠ける．

RRT導入根拠として，診療ガイドラインや診断的バイオマーカー(本研究ではKDIGOやNGAL)の使用は有用で，今後のアップデートが期待される．

●参考文献

1) Karvellas CJ, et al. A comparison of early vs late initiation of renal replacement therapy in critically ill patients with acute kidney injury : a systematic review and meta-analysis. Crit Care 2011 ; 15 : R72.
2) Bouman CS, et al. Effects of early high-volume continuous venovenous hemofiltration on survival and recovery of renal function in intensive care patients with acute renal failure : a prospective, randomized trial. Crit Care Med 2002 ; 30 : 2205-11.

Enteral versus parenteral nutrition in critically ill patients : An updated systematic review and meta-analysis of randomized controlled trials

Elke G, et al. Crit Care 2016 ; 20 : 117

重症患者における栄養経路として，経腸栄養は本当に有用か？

吉田　真一郎

■背景

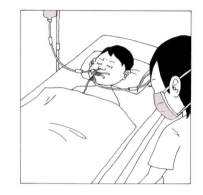

重症患者の栄養投与経路の国際的ガイドラインや専門家の意見は，"禁忌がなければ経腸ルートを推奨する"とされており，先行研究では，経静脈ルートの過栄養（over feeding），高血糖と感染症増加が一貫して報告されてきた．しかし近年報告されたHarveyらの大規模試験（Calories trial）[1]では，死亡率や感染性合併症における栄養投与経路による差はないと報告された．

本研究は，システマティックレビューおよびメタ解析により，このテーマについての知見をアップデートすることが目的である．

■方法

解析した研究は，1980-2016年1月に報告された成人ICUにおけるランダム化比較試験で，経腸群（EN群）と経静脈群（PN群）を比較しており，対照群の死亡率が5％を超えるものとした．術後患者の研究は解析から除外した．評価項目は死亡率，感染，ICU在室日数，在院日数，人工呼吸期間とした．

また，サブグループ解析で投与熱量の比較を行った．過栄養はPN群に偏っており，死亡率や感染性合併症の増加，長期在院日数などの原因になると仮説を立てた．投与熱量が多いPN群を含む研究は，古い報告や方法の質が高くない研究に見られるため，解析対象となった研究で，PN群とEN群の投与熱量に有意差があるかを検討し，この仮説に基づいて報告年と方法が偏りないよう配慮した．

■結果

18研究，3,347名が解析対象となり，EN群が1,681名，PN群が1,666名で，報告年の中央値は1994-1995年であった．死亡率は両群間に有意差はなかった．この解析に含まれた研究のPN群の投与熱量は，EN群と同様または高かったが，いずれで

も有意差はなかった．感染性合併症はEN群が有意に少なかった［相対危険度0.64（95%信頼区間（CI）0.48-0.87）］が，両群で投与熱量に差がない研究のみで検討すると，感染性合併症は同等だった〔相対危険度0.94（95% CI 0.80-1.10）〕．ICU在室日数は，EN群で有意に短かった〔加重平均差-0.80（95% CI -1.23--0.37）〕が，両群で投与熱量に差がない研究では，ICU在室日数は同等であった〔加重平均差-0.47，95% CI -2.23--1.29〕．在院日数，人工呼吸期間は両群で差はなかった．

　各研究の質と報告年が，評価項目に及ぼす影響についても検討した．死亡率にはいずれも影響はなかった．感染性合併症について，研究方法の質や報告年の新旧で分けて比較・検討すると，いずれもEN群が優位であるという結果であった．出版バイアスは，死亡率，ICU在室日数，在院日数，人工呼吸期間に有意差はなく，感染性合併症で交絡の可能性が示唆された．

コメント

　本研究では，17の小規模単施設研究だけでなく，Calories trialという多施設大規模研究を初めて統合して解析したという点で意義が大きい．しかし，投与熱量と感染症や予後を直接的に検討した先行研究が少ないため，投与熱量と投与経路との関連性について示すことができなかった．

　これまでの知見では，栄養投与経路の違いは死亡率を改善させないが，EN群で感染性合併症を減少させ，ICU在室日数を減少させると考えられていた．しかし，本研究の結果を読み解くと，感染性合併症は過栄養が影響し，栄養投与経路が関与したのではないように思われる．確かに経腸栄養による腸管免疫の効果は，軽症-中等症疾患群では有効かもしれないが，死亡率が30%を超える最重症疾患群に対して与える影響は小さいのかもしれない[1]．

　この課題を検証するにあたっては，栄養投与開始時期や栄養素のバリエーション，目標エネルギー設定，患者背景が結果に影響すると考えられる．そのため，全疾患群で本研究と同様の結果が認められるとはかぎらない．総じて，現時点における経腸栄養は，生命予後を主要評価項目とするには影響力に乏しいため，アクセスや経済性の優位性が評価されていると考えるのが妥当ではないだろうか．

●参考文献

1) Harvey SE, et al. Trial of the route of early nutritional support in critically ill adults. N Engl J Med 2014 ; 371 : 1673-84.

The Third International Consensus Definitions for Sepsis and Septic Shock (Sepsis-3)
Singer M, et al. JAMA 2016；315：801-10

敗血症および敗血症性ショックの新しい定義

吉田　真一郎

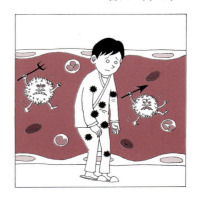

■背景

敗血症は1991年の国際的コンセンサス会議においてその定義が提唱され，普及した．2001年に改訂されたが，敗血症・敗血症性ショック・臓器障害といった根幹をなす項目についての定義は大きく変わらないまま20年以上が経過した．3度目の改訂にあたり，2014年に欧州集中治療医学会と米国集中治療医学会から各領域で専門家を招集して，コンセンサスの再検討が行われた．

■方法

新基準は，感染，宿主反応，臓器障害が網羅されており，簡便，迅速な使用が可能で，しかも経済的であることに配慮した．また，外来や一般病棟でも用いられることを想定した．既知の敗血症病態学に基づいた最新版定義と診断基準の原案を作成し，多施設電子医療データベースの適用で妥当性を確認した．

従来の敗血症診断には，全身性炎症反応症候群(Systemic Inflammatory Response Syndrome：SIRS)基準が用いられてきたが，新基準からは削除された．SIRSの2項目が陽性であっても診断判別能が低く，反対に陰性であっても予後不良例が12.5％含まれるからである．また，臓器障害の重症度スコアとして，集中治療領域において一般的なSequential Organ Failure Assessment(SOFA)スコアの一致性や予後の予測妥当性を検討した．

■結果

1) **敗血症の定義**　"感染による宿主反応が制御できず，生命が脅かされるほどの臓器障害を呈する状態"とした．敗血症は臓器障害を合併することが前提であるため，旧定義の"重症敗血症"は削除された．

2) **敗血症を特定するための臨床基準**　各種データの点数化で診断することが妥当であるため，SOFAスコア(2点以上)の病院死亡予測について検討した．ICUへ入室した感染

が疑われる患者群では，SOFAスコアは，SIRSより優れた予測妥当性を示した．同様にICU外患者で感染が疑われる患者群は，ICU内患者よりやや高い予測妥当性を示し，SIRSは同等であった．以上から，敗血症診断には，①感染があるか疑われ，②SOFAスコア（2点以上，またはベースラインから2点以上の上昇）を用いることを推奨する．

3）**敗血症と思われる患者のスクリーニング**　ICU外の患者群で，多変量ロジスティック回帰分析で示された簡単な敗血症患者モデルとして，Glasgow coma scale 13以下，収縮期圧100 mmHg以下，呼吸数22回/分以上の3項目中2つを満たす場合，予測妥当性〔ROC曲線下面積（AUROC）〕はAUROC＝0.81（95％信頼区間0.80-0.82）であった[1]．このモデルをquick SOFA（qSOFA）と呼び，敗血症のスクリーニングに用いることを推奨する．ただし，ICU内の患者では治療により修飾されるため，qSOFAは参考にならない．

4）**敗血症性ショックの定義**　"敗血症のうち，循環・細胞代謝機能に異常を生じ，死亡率増加が見込まれるもの"とした．

5）**敗血症性ショックと診断するための臨床基準**　まず，基準に用いうる用語の妥当性を評価した．"低血圧"とは"平均血圧65 mmHg以下"とした．"乳酸値上昇"は循環不全だけでなくクリアランス低下など多因子が関与することから，病態の重症度評価に妥当な指標である．輸液抵抗性の低血圧と乳酸値上昇が認められる場合，Surviving Sepsis Campaignの多施設データベース（n＝28,150）での病院死亡率は，乳酸値によって＞2 mMで42.3％，＞4 mMが49.7％と高かった．以上のような根拠から敗血症性ショックの臨床基準は，①敗血症であり，②平均動脈圧65 mmHg以上を維持するために血管作動薬を要する，③蘇生輸液後でも乳酸値2.0 mMを超えるものとした．

コメント

　新基準ではqSOFAを用いることで早期に敗血症と診断し，早期の治療開始が期待される．乳酸値は，複雑さや経済性の理由からqSOFAには盛り込まれなかった．

　感染の証明は困難なこともあり，細菌検査陽性の敗血症は30-40％にとどまるため，"感染（疑い）"をどう定義するかは未解決である．また，SIRS項目は完全に不要か否か，今後検討すべき課題である．この新定義は欧米のデータに基づくものであり，わが国の実情に沿った診断・治療については日本版敗血症治療ガイドラインも参考にすべきである．

●**参考文献**

1) Seymour CW, et al. Assessment of Clinical Criteria for Sepsis : For the Third International Consensus Definitions for Sepsis and Septic Shock (Sepsis-3). JAMA 2016 ; 315 : 762-74.

PAMPsとDAMPsは，DICの診断マーカーおよび治療ターゲットとなりうるか？

吉田　真一郎

■背景

血液凝固は，血小板，凝固因子，抗凝固因子，線溶因子のバランスが変化することで生じるが，白血球が血液を液体として保つ平衡状態に関与する可能性が指摘されている．つまり，白血球が血栓形成や出血などの病的状態の原因となりうるということである．このレビューでは，近年の知見をもとに敗血症における血栓形成の機序を示し，播種性血管内凝固症候群(DIC)治療の現状をまとめている．

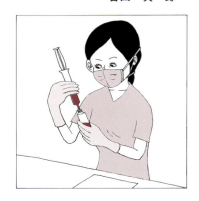

■免疫血栓

フィブリノゲン機能不全のマウスや，抗凝固薬で前処置されたマウスは，細菌接種後にサイトカイン産生障害，好中球動員抑制・細菌数増加が認められ，死亡率が上昇する．これらは，細菌感染に対する防御反応に血液凝固系が関与することを示唆している．この際に形成される免疫防御機能を持つ血栓は免疫血栓と呼ばれ，①病原体の不動化と殺菌，②病原体の流出入制限，③フィブリン，フィブリノゲン，フィブリン分解産物(FDP)による白血球動員，活性化と細胞性免疫の促進，④血管内コンパートメント形成と内部の抗菌性ペプチド濃縮という4つの機能があるとされている．

■免疫血栓のトリガー

感染により単球は組織因子を発現させ，免疫血栓のための凝固系活性化を促す．一方，好中球は病原体刺激で核や顆粒構造を再構築するようプログラムされており，細胞外に好中球細胞外トラップ(NETs)を放出する．NETsは抗菌性蛋白であるヒストン，好中球エラスターゼなどから構成され，病原体を捕捉・殺菌する．また，凝固作用を持つ組織因子経路インヒビター(TFPI)を抑制し血栓形成を促進する．

■PAMPsとDAMPs

単球や好中球といった自然免疫細胞は，パターン認識受容体(PRRs)であり，病原体共

通の分子パターン（PAMPs）や，宿主の障害細胞由来の分子パターン（DAMPs）を検出すると免疫機構を活性化させる．PAMPs には，リポ多糖（LPS）やβ-D グルカンなどが含まれ，PRRs で認識されて炎症反応と抗病原体反応を生じる．PAMPs は単球に組織因子を発現させるだけでなく，好中球から NETs を放出させ，免疫血栓を形成させる．DAMPs は，細胞ストレスや障害環境下で放出される HMGB1 やヒストンといった核蛋白質である．DAMPs は PRRs で認識され，炎症の惹起，病原体の駆逐，死滅細胞の排除，損傷組織再生が行われる．さらに，単球に組織因子を発現させ，免疫血栓を形成させる．

■ DIC の治療オプション

1) 抗凝固薬　DIC 治療には用いられないのが欧米の主流で，Surviving Sepsis Campaign Guidelines にも言及されていない．

2) トロンボモジュリン（TM）　TM はトロンビンを介して活性化プロテイン C（APC）を産生させ抗凝固効果を示す．敗血症では TM 発現が抑制されており，TM 製剤投与の有用性が期待されている．TM 製剤とヘパリンを比較した二重盲検ランダム化比較試験では，感染性 DIC 症例の 28 日死亡率は TM 群 28％，ヘパリン群 34.6％であった[1]．

3) アンチトロンビン（AT）　AT には抗炎症・抗凝固作用があるが，大規模二重盲検化試験では，敗血症に対する高用量 AT は 28 日総死亡率を改善せず，ヘパリンは AT の抗炎症作用を減弱させ，出血性合併症を増加させることが示唆されている[2]．

コメント

敗血症性 DIC は，免疫血栓の過剰形成と制御不能によって臓器障害を生じ，頻度は敗血症の 25～30％とされる．このとき，単球の組織因子や NETs だけでなく PAMPs や DAMPs も過剰に発現しており，中和抗体による予後改善や血中濃度による予後予測への応用が検討されている．現時点で，TM・AT 投与が敗血症の予後を改善するという根拠は示せていない．今後の DIC 治療では，PAMPs や DAMPs の制御と免疫血栓のバランスを考慮した治療時期設定と薬剤投与量，合併症について検討する必要がある．

● 参考文献

1) Saito H, et al. Efficacy and safety of recombinant human soluble thrombomodulin (ART-123) in disseminated intravascular coagulation : results of a phase III, randomized, double-blind clinical trial. J Thromb Haemost 2007 ; 5 : 31-41.
2) Warren BL, et al. Caring for the critically ill patient. High-dose antithrombin III in severe sepsis : a randomized controlled trial. JAMA 2001 ; 286 : 1869-78.

19 ペインクリニック

Long-term upregulation of cortical glutamatergic AMPA receptors in a mouse model of chronic visceral pain

Liu SB, et al. Mol Brain 2015 ; 8 : 76

慢性内臓痛モデルマウスでは，前帯状回皮質のAMPA型グルタミン酸受容体の可塑性変化が痛みに関与している

佐々木　美佳／河野　達郎

■背景

過敏性腸症候群(irritable bowel syndrome：IBS)は，腹痛や便通異常などの消化器症状が持続する慢性内臓痛を呈する疾患で，その原因はよく分かっていない．これまでの多くの研究では腸の過敏性に焦点が当てられてきた．しかし近年ではIBS患者の脳画像解析から，脳領域，特に島皮質や前帯状回皮質(anterior cingulate cortex：ACC)における異常が痛みの形成に関与することが明らかになってきている．しかし，これらのメカニズムは十分に解明されていない．

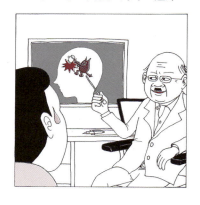

著者らは本研究において，AMPA(α-amino-3-hydroxy-5-methyl-4-isoxazolepropionic acid)受容体のACCにおける可塑性変化が，慢性内臓痛の発症に関与しているかどうかを検証した．

■方法

マウスの結腸に炎症性物質のzymosanを投与し，IBSモデルマウスを作製した．
1）行動学的解析　内臓痛行動と自発行動を測定した．
2）生化学的解析　ウェスタンブロット法を用いて，ACCで発現しているAMPA受容体GluA1，GluA2/3，リン酸化GluA1-Ser845の発現を測定した．
3）電気生理学的解析　ホールセルパッチクランプ法を用い，ACCの冠状脳切片の5/6層で電気刺激して2/3層から興奮性シナプス後電流(excitatory postsynaptic currents：EPSCs)を記録した．

■結果

zymosan投与後1，7，14日で，内臓痛行動が増加し，自発行動が低下した．IBSモデルマウスではAMPA受容体のGluA1，GluA2/3とも発現が増加した．次に，EPSCsを解析した結果，zymosan投与後では，興奮性シナプス伝達が増強しているこ

とが明らかとなった．さらに，IBS モデルマウスでは GluA1，GluA2/3 ともに膜へのトラフィッキング（受容体の細胞質から細胞膜への移動）が増加していた．以上より，次のような細胞内伝達機序が明らかになった．シナプス前からグルタミン酸が放出され，シナプス後膜の AMPA 受容体 GluA1 と GluA2/3 を活性化する．それにより，Ca^{2+} が細胞内に流入し，Ca^{2+}/カルモジュリン依存性アデニル酸シクラーゼ 1（AC1）が活性化し，細胞内のアデノシン三リン酸がサイクリック AMP へ変換され，プロテインキナーゼ A（PKA）を活性化する．活性化された PKA は AMPA 受容体 GluA1 の Ser845 部位をリン酸化することで，AMPA 受容体の膜へのトラフィッキングを引き起こす．このことは，AMPA 受容体の選択的阻害薬（IEM1460）を IBS モデルマウスの ACC に注入すると，zymosan による内臓痛および自発行動が抑制されたことで，裏打ちされた．

■ コメント

　これまで内臓痛モデルを用いて，ACC におけるシナプス変化や役割について研究した報告はほとんどない．今回の研究では，内臓痛モデルの ACC において GluA1 と GluA2/3 の両方の発現が増加し，それらが痛みの発生機序に関与していることが新たに示された．

　IBS 患者では，脳の ACC で長期的な構造変化が起こることが報告されており[1]，これは内臓組織の炎症により末梢の活性化が増強され，脳が可塑性変化を引き起こすと考えられている．今回の研究で，AMPA 受容体阻害薬の IEM1460 が内臓痛の自発行動を顕著に阻害したことから，ACC での GluA1 だけでなく GluA2/3 の発現増加も重要であることが明らかになった．神経障害痛モデルでは，興奮性シナプス伝達の増強が見られ，シナプス前終末からのグルタミン酸放出の増加によるものと，シナプス後細胞の受容体を増強するものがある[2]．内臓痛モデルの ACC でも興奮性シナプス伝達の増強が確認され，シナプス前・後の両方に起因することが示された．さらに，この興奮性シナプス伝達の増強のシグナル経路は AC1-cAMP-PKA であり，さらに AC1 選択的阻害薬である IEM1460 が慢性内臓痛モデルの自発行動を強力に抑制した．以上より，これらのシグナルを抑制することで，IBS 患者の慢性内臓痛に対して新たな治療戦略が示された．

●参考文献

1) Mayer EA, et al. Differences in brain responses to visceral pain between patients with irritable bowel syndrome and ulcerative colitis. Pain 2005 ; 115 : 398-409.
2) Xu H, et al. Presynaptic and postsynaptic amplifications of neuropathic pain in the anterior cingulate cortex. J Neurosci 2008 ; 28 : 7445-53.

Morphine hyperalgesia gated through microglia-mediated disruption of neuronal Cl⁻ homeostasis

Ferrini F, et al. Nat Neurosci 2013 ; 16 : 183-92

モルヒネによる痛覚過敏の原因は,ミクログリアを介した神経細胞内 Cl⁻ の変化にある

佐々木 美佳／河野 達郎

■背景

モルヒネは慢性痛などの痛みの治療には不可欠な薬であるが,"痛覚過敏"と"鎮痛耐性"が問題である.これまで,この2つは同じメカニズムで生じるとされてきた.

近年,神経障害痛における痛覚過敏には脊髄での神経細胞とグリア細胞との相互作用が関与していると報告されている[1]が,著者らはモルヒネによって誘発される痛覚過敏(morphine-induced hyperalgesia：MIH)の発症機序にもミクログリアが関与しているという仮説を立て,本研究を行った.

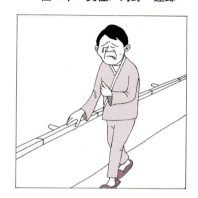

モルヒネ連続投与による痛覚過敏と鎮痛耐性の違いを評価し,シナプス応答や Cl⁻ 恒常性の変化などを測定することによって,MIH が発症するメカニズムについて検証した.

■神経障害痛における痛覚過敏とミクログリアとの関与

末梢神経損傷によって脊髄後角にあるミクログリアが活性化され,その活性化ミクログリアにはアデノシン三リン酸(ATP)受容体である $P2X_4$ 受容体が過剰発現する.産生された ATP が $P2X_4$ 受容体に結合することによってミクログリアから脳由来神経栄養因子(brain-derived neurotrophic factor：BDNF)が放出され,脊髄後角神経細胞にある BDNF の受容体である TrkB 受容体に結合する.それにより,K^+-Cl^- の共輸送体で,Cl^- を細胞内から細胞外にくみ出す役割を担う KCC2 が抑制され,Cl^- が細胞内に蓄積される[2].γアミノ酪酸(GABA)が神経細胞にある受容体に結合すると,通常は Cl^- が細胞外から細胞内へ流入するため,細胞は過分極する.しかし,神経障害痛では細胞内 Cl^- 濃度が高いため,Cl^- は細胞内から細胞外へ流出し,細胞は逆に脱分極する.これが神経障害痛における痛覚過敏の発症原因であるとされてきた.

■方法

行動学的解析により,モルヒネ連続投与による MIH と鎮痛耐性を評価した.また,電

気生理学的手法を用いて，細胞内 Cl^- 濃度の変化や GABA 受容体の電位の変化，Cl^- の恒常性の変化を測定した．さらに，免疫組織化学染色法およびウェスタンブロット法を用いて，神経細胞とミクログリアの KCC2 や $P2X_4$ 受容体の発現変化と活性を検討した．

■結果

モルヒネによる MIH は投与後 4 日から，耐性は投与後 5 日から出現した．投与後 7 日で，GABA 受容体の逆転電位がより脱分極側にシフトしたことから，Cl^- が細胞内に蓄積され，濃度が高い状態であることが分かった．さらに，モルヒネは KCC2 の活性および発現を抑制することで Cl^- の恒常性を破綻させていることが分かった．

次に，投与後 5 日に脊髄のミクログリアの活性を阻害すると，MIH は抑制されたが，鎮痛耐性は抑制されなかった．以上より，MIH にはミクログリアが関与していることが分かった．MIH は $P2X_4$ 受容体阻害薬で拮抗され，かつ $P2X_4$ 受容体欠損マウスでは MIH が生じなかったことから，活性化ミクログリアでは $P2X_4$ 受容体が過剰発現し，MIH を生じさせることが分かった．さらに，ミクログリアのみの培養細胞にモルヒネを作用させると，5 日目に $P2X_4$ 受容体の発現が増加した．この培養したミクログリアをラットの脊髄に投与すると BDNF が放出され，TrkB 受容体拮抗薬や ATP 分解酵素阻害薬を作用させると MIH は抑制された．また，ミクログリアからの BDNF を TrkB 受容体に結合しないようにしたところ，MIH が抑制された．これらすべてにおいて，モルヒネ投与による鎮痛耐性は変化しなかったため，MIH と耐性は違うメカニズムと考えられた．

コメント

神経障害痛における痛覚過敏の発症メカニズムといわれてきた $P2X_4$–BDNF–TrkB–KCC2 シグナル経路が，MIH でも関与することを示した論文である．

興味深いことに，$P2X_4$ 受容体の発現増加は μ 受容体依存性であるが，活性化ミクログリアからの BDNF の放出は μ 受容体非依存性であることから，MIH の発症には，両方の作用が必要であることが示唆された．つまり，μ 受容体を阻害すると MIH を防止できるが，鎮痛作用もなくなってしまう．しかし，BDNF の放出以降の経路は μ 受容体非依存性であるため，この部分を阻害することができれば MIH の発症だけを抑制できる可能性がある．

●参考文献

1) Tsuda M, et al. P2X4 receptors induced in spinal microglia gate tactile allodynia after nerve injury. Nature 2003 ; 424 : 778-83.
2) Coull JA, et al. BDNF from microglia causes the shift in neuronal anion gradient underlying neuropathic pain. Nature 2005 ; 438 : 1017-21.

慢性痛の小児に対して，心理的治療は有効か？

田中　萌生／河野　達郎

■背景

これまで慢性痛の治療効果は"痛みの強さの改善"とされてきた．しかし最近では"痛みの強さの改善"ではなく，"機能の改善"を目標とする傾向にあり，リハビリテーションの重要性が指摘されている．その一方，治療者が"痛みが改善しなくても機能は改善することがある"と患者や家族に教育しても，なかなか受け入れてもらえないことが多く，また，これを支持するエビデンスは乏しい．認知行動療法（cognitive behavioral therapy：CBT）とは，生活上の問題を思考と行動パターンの問題としてとら

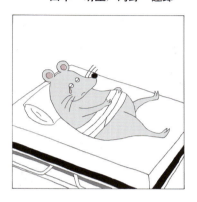

え直し，問題行動の変容を促す精神療法である．1950年代からうつ病や不安障害などの精神疾患において，その治療効果が報告されていたが，近年，慢性痛の治療へ応用する試みがなされ，ランダム化比較試験などで効果が確認されつつある治療法である．本研究の目的は小児の慢性痛患者にCBTを導入し，その後の痛みによる機能障害と痛みの強さの変化の違いを長期的に検証することである．

■方法

慢性痛の診断で小児精神科通院中の症例（8-18歳）で，痛みに関するCBTの治療プログラムを受けた100人を対象とした．CBTは痛みに対するコーピングスキル（ストレスや脅威に直面したとき，積極的に対処し克服しようとする個人の適応力）を学ぶことが目的である．activeなプログラムは6回までで，6回目以降はフォローアップとし，スキルを取得した時点で終了とした．機能障害はfunctional disability inventory（FDI）を用いて0-4（0：できる，4：全くできない）の5段階で評価し，痛みの強さはnumerical rating scale（NRS）を用いて0-10（0：痛みなし，10：耐え難い痛み）の11段階でそれぞれ評価し，外来通院時に毎回記録した．最終的に94人に対して患者の人口統計学的データ，CBTの1回ごとのFDIとNRSのスコアについて解析が行われた．さらにMplus version 7.11で解析を行い，痛みに関連した機能障害の程度と痛みの強さの階

層的線形モデル(hierarchical linear models：HLM)が導かれた.

■結果

　平均年齢は14.1歳で，おもな訴えは頭痛(45人)，腹痛(19人)，関節痛(11人)，そのほかの痛み(19人)であった．90％以上の患者がactive CBTプログラムを3-7回受けた．CBTによって痛みのコーピングスキルが身についた患者のFDI値は改善が見られた(4.6→3.0)が，NRSは改善しなかった．また，HLMの結果はFDIとNRSの線形がオーバーラップしておらず，このことは機能障害の改善と痛みの改善が異なる要因によって変化していくことが示唆された．そして，FDIによって示される機能障害は，痛みより速いペースで改善していくことが明らかになった．

■コメント

　慢性痛患者では，身体の障害の程度に比べ，強い痛みや機能障害を呈することがしばしばあるが，これは身体的因子以外に心理的・社会的因子も痛みの訴えに影響しているからと考えられている．小児の慢性痛に関しては特にその傾向が強く，早期からの身体面・精神面への介入が痛みの軽減，ADLの向上に重要であるとする報告[1]がある．

　本研究は小児において機能障害と痛みの強さの変化を調査した初めての研究であり，"痛みを改善しないと機能障害も改善しない" というこれまでの見解を覆す結果となった．もちろん治療のゴールは機能障害と痛みの両者を改善することであるが，心理学的介入においては特に痛みのコーピングと機能障害の改善に焦点を当てるべきであり，決して痛みの改善のみを目標としてはならない．実際の臨床においても，慢性痛患者が懇願する痛みを完全に消失させることは困難であるが，痛みの受容と患者自身の生育歴や環境の現状の受容を行っていく過程で，心身の緊張が緩和され，本来の痛み体験が実際に減少していくのを感じる．つまり，"痛みの受容が痛みの改善につながる" ということを目にすることも多い．慢性痛患者の治療に際しては，心理的・社会的背景や精神的な問題点についての情報収集を行い，診療科の枠を越えて集学的に治療を行うことが重要であろう．

●参考文献

1) Kashikar-Zuck S. Treatment of children with unexplained chronic pain. Lancet 2006 ; 367 : 380-2.

術後慢性痛は予防できるか？：関連因子の考察

Preventing chronic postoperative pain
Reddi D: Anaesthesia 2016 ; 71（Suppl 1）: 64-71

田中　萌生／河野　達郎

■背景

手術を受けた4人に1人が術後慢性痛を発症するとされている．その頻度は手術の種類によって異なるが，割合が高い術式は下肢切断，乳がん手術，開胸術で2人に1人が発症する．術後慢性痛は治療に抵抗性で，痛みが続くと生活の質（QOL）が著しく低下するが，その病態メカニズムは明らかになっていない．

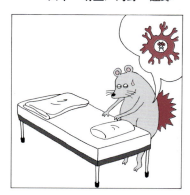

■病態生理

慢性痛の病態には，神経障害痛，侵害受容性痛，心因性痛が加わる．これらの要素が単独または複合して痛みを引き起こす．つまり，神経損傷と炎症が痛みを引き起こす重要な因子となるが，術後急性痛から慢性痛への移行を媒介するメカニズムは解明されていない．危険因子として，手術前に痛みがあること，若年，女性，遺伝的要因と心理的要因が挙げられている．

■慢性術後痛に影響する因子

1）周術期に使用する薬剤

（a）ケタミン　ケタミンは下降性抑制系の活性化と N-メチル-$_D$-アスパラギン酸（NMDA）受容体拮抗作用による脊髄レベルでの直接作用により鎮痛効果を発揮する．ケタミンは痛覚過敏を防ぐとされており，それゆえに術後慢性痛を減らすと考えられている．

（b）ガバペンチン，プレガバリン　これらはγアミノ酪酸（GABA）と似た構造をもつが，GABA受容体への直接作用はなく，Ca^{2+}チャネルの$α_2δ$サブユニットに結合し，Ca^{2+}の流入を抑制して，グルタミン酸の放出を抑えることで痛みの伝達を遮断して鎮痛作用を発揮する．これらは術直後の痛みとオピオイド消費量を減らすとされているが，術後長期の効果のエビデンスは不十分である．

2）神経ブロック
神経ブロックは脊髄への侵害受容入力をブロックすることで中枢性感作を防ぐ可能性がある．硬膜外ブロックと傍脊椎神経ブロックは開胸術と乳がん手術の6

カ月後の術後慢性痛を減少させたとする報告がある．しかし，一方では，神経ブロックは開腹術，帝王切開，心臓手術では長期効果があるものの，婦人科開腹術，ヘルニア修復術，乳がん手術ではないとする報告もあり，その効果は確定していない．

3）手術 手術の低侵襲化は術後慢性痛を減少させる．3時間以上の手術も発症に関連するとされている．また，術中の神経損傷が少ないほうが術後慢性痛を発症しにくい．開胸術後に多いのは，肋骨切除に伴う肋間神経の損傷に起因するとされている．

4）心理学的側面 痛みの破局化（痛みに対する脅威を過大評価し，痛みに対し無力を感じる傾向），不安，うつ，ストレス，仕事復帰の遅れは術後慢性痛と関連するとされている．これらをスクリーニングしてリスクの高い患者を同定することができれば，周術期に積極的に介入することができる．

5）遺伝子 遺伝子のバリエーションによって同じ手術でも急性・慢性術後痛の表現型が変わるという報告がある．慢性痛は単一遺伝子よりも複数の遺伝子の相互作用や環境のほうがより重要だとされており，最近の研究で慢性痛に関与するいくつかの遺伝子の候補が明らかになってきているが同定には至っていない．術後慢性痛のリスクを明らかにするために患者の遺伝的フィンガープリントが使えるようになるのはまだ先の話である．

コメント

手術後に慢性的な痛みが残存する病態は以前から知られていたが，1998年の報告[1]において，手術が契機となって慢性痛が発症していたケースがペインクリニック通院患者全体の20％を超えるという結果が明らかにされた．おもに手術による医原性の神経損傷を発症の契機としているが，ただ単に急性痛が長期的に遷延するのではなく，異なる発症メカニズムがあることが解明された．また，最近では，術後慢性痛に関連する心理的・社会的要因や危険因子に関する解析も進んできた．術後慢性痛は患者のQOLを著しく落とすものであるが，残念なことに術後慢性痛は"自然に治癒する"と考えている外科医が多かったのは事実であり[2]，術後慢性痛は治療が必要な疾患であると考えられるようになったのは最近の話である．

●参考文献

1) Crombie IK, et al. Cut and thrust : antecedent surgery and trauma among patients attending a chronic pain clinic. Pain 1998 ; 76 : 167-71.
2) Kojima KY, et al. Survey on recognition of post-mastectomy pain syndrome by breast specialist physician and present status of treatment in Japan. Breast Cancer 2014 ; 21 : 191-7.

Altered gray matter volume in the frontal pain modulation network in patients with cluster headache
Yang FC. Pain 2013 ; 154 : 801-7

群発頭痛は脳における痛みネットワークの異常である

田中　萌生／河野　達郎

■**背景**

　群発頭痛は20-40代の男性に好発する眼窩周囲や側頭部の一側性の激しい頭痛である．頭痛発作が群発する発作期（数週間-数カ月）と無症状の寛解期（6カ月-数年間）とを繰り返す．多くの場合，片側の眼瞼下垂や縮瞳，鼻汁や鼻閉などの自律神経症状を伴う．群発頭痛の病態はまだ十分には解明されていないが，代謝や機能的画像を解析したこれまでの研究で視床下部との関わりが証明されている．さらに，視床，前帯状皮質，島，大脳基底核，帯状束，前頭皮質を含むいわゆるpain matrixといわれて

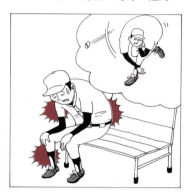

いる領域が頭痛発作中には活性化していることも分かっている．pain matrixとは痛みに関連した大脳皮質・大脳辺縁系の領域の総称で，これらの領域には痛みの感覚を認識する外側系と情動をつかさどる内側系がある．外側系に伝わる情報は視床から大脳皮質体性感覚野に到達し，痛み感覚として認識される．一方，内側系に伝わる情報は扁桃体や島皮質，前帯状回皮質（ACC）といった情動をつかさどる部位に入力され，不快な感覚として認識される．これらの領域の興奮は大脳灰白質，吻側延髄内側部などの下降性疼痛抑制系を介して脊髄に伝わり，慢性痛の維持・増強に働く．

　痛みに関与する脳領域の研究は，近年の脳機能画像解析の発展により急速に進歩してきた．しかし，これまでMRIのT1 voxel-based morphometry（T1-VBM）を用いて群発頭痛患者の脳形態異常を測定した研究はほとんどない．本研究はT1-VBMを用いて群発頭痛患者と健常者の脳の灰白質の容積を比較・検討し，さらに群発頭痛患者の発作期と寛解期での脳の形態異常変化についても検証した．

■**方法**

　群発頭痛患者49人を患者群，患者群の患者と年齢，性別を一致させた健常者49人を健常者群として，それぞれの脳の灰白質の容積をT1-VBMを用いて測定・比較した．患者群の発作期と健常者群での部分的な灰白質の容積を比較するために，voxel wise general linear model with ANCOVA design を用いた．また，患者群のうち 12 人は寛解期にも MRI を撮影し，発作期と寛解期で灰白質の容積を比較した．

■結果

群発頭痛患者の発作期と健常者の灰白質の容積を比較すると，患者群で両側中前頭，左上・内側前頭回の灰白質の容積が有意に減少していた．また，患者の発作期と寛解期で比較すると，発作期には左前帯状回，島，紡錘回の灰白質が寛解期に比べ有意に増加していた．ただし，健常者と比べ，患者の発作期に後視床下部の容積の増加は認められなかった．

コメント

最近の VBM の研究では，群発頭痛患者の寛解期には pain matrix の灰白質の容積が減少していると報告されている[1]．このような構造的変化は片頭痛や筋緊張性頭痛，慢性腰背部痛などの慢性痛の患者でも認められる[2,3]．また，本研究では群発頭痛患者の発作期において pain matrix よりもむしろ両側中前頭，左上・内側前頭回で有意な灰白質の減少が認められた．これらの部位は痛みを修飾する領域(pain modulation area)と呼ばれる．この矛盾は，群発頭痛患者では発作期と寛解期で働く脳の灰白質の場所が異なっていることを示唆している．さらに，群発頭痛患者の発作期と寛解期を比べた結果，発作期に下行性疼痛抑制系の主要な役割を担っている前帯状回や島の灰白質の容積が増加した．実際には痛みを抑えられていないことから，発作期ではこの領域の灰白質の容積が増加しても，発作を抑えるには不十分な増加であることが考えられる．以上より，群発頭痛は pain modulation の機能異常と推測される．本研究は群発頭痛患者の病態生理学を解明するのに役立つだろう．

●参考文献

1) Absinta M, et al. Selective decreased gray matter volume of the pain-matrix network in cluster headache. Cephalalgia 2012 ; 32 : 109.
2) Schmidt-Wilcke T, et al. Gray matter decrease in patients with chronic tension type headache. Neurology 2005 ; 65 : 1483-6.
3) Apkarin AV, et al. Chronic back pain is associated with decreased prefrontal and thalamic gray matter density. J Neurosci 2004 ; 24 : 10410-5.

20 緩和医療とオピオイド

Early palliative care for patients with metastatic non-small-cell lung cancer
Temel JS, et al. N Engl J Med 2010 ; 363 : 733-42

転移が認められた非小細胞肺がん患者に対する緩和ケアの早期導入は，QOL と気分を改善し，生存期間を延長させる

栗山　俊之／川股　知之

■背景

専門的緩和ケアに紹介される患者は，症状のコントロールに難渋することが多い．しかし，そのような段階になってから治療を開始しても患者の生活の質（quality of life：QOL）を改善させることは難しい．

転移を有する非小細胞肺がん患者は，終末期まで積極的ながん治療を受けることがあり，どうしても緩和ケア紹介のタイミングが遅れてしまう．本研究では，転移を有する非小細胞肺がん患者に対する早期の緩和ケア（early palliative care：EPC）導入が QOL，抑うつ，および終末期における積極的抗がん治療にどのような影響を与えるかについて検討した．

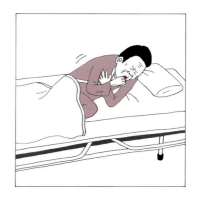

■方法

転移を有する非小細胞肺がんと診断された患者を，標準的ながん治療とともに早期に緩和ケアを導入する群（EPC 群）と早期に緩和ケアを導入しない群（標準的ケア群）にランダムに割り付けした．割り付け時と 12 週間後に，FACT-L（functional assessment of cancer therapy-lung）* を用いて QOL を，HADS（hospital anxiety and depression scale）**を用いて気分を評価した．主評価項目は割り付け時から 12 週間後までの QOL の変化とした．また，終末期医療に関するデータは電子カルテから収集された．

*FACT-L：QOL を 0 から 136 までの点数で評価し，高いほど QOL が良好であることを示す．

**HADS：anxiety と depression に分けてそれぞれ 0 から 21 までの点数で評価し，点数が高いほどその症状のつらさが強いことを示す．

■結果

151 名が研究に参加し，74 名が標準的ケア群，77 名が EPC 群に割り付けられた．

151 名のうち 27 名が 12 週までに死亡し，17 名が病状の悪化や転院などで脱落し，最終的に 107 名を 12 週後まで評価した．

割り付け時の FACT-L は，EPC 群・標準的ケア群ともに有意差はなかった（93.6 ± 16.5 vs 91.7 ± 16.7，平均 ± SD，P = 0.50）．12 週間後の FACT-L の変化は，EPC 群で 4.2 ± 13.8 上昇したのに対して，標準的ケア群での変化は − 0.4 ± 13.8 であり，EPC 群で FACT-L は有意に上昇した．すなわち，EPC 群のほうが標準ケア群に比べて，患者の QOL が向上したことが示された．また，HADS で不安のカットオフ値（7 点）を超えた患者の割合は，EPC 群と標準的ケア群で有意な差はなかった（25% vs 30%，P = 0.66）．また，HADS で抑うつのカットオフ値（7 点）を超えた患者は，EPC 群で有意に低かった（16% vs 38%，P = 0.01）．

終末期に積極的な抗がん治療を受けた患者の割合は，EPC 群では標準的ケア群より低く（33% vs 54%，P = 0.05），また，生存期間は EPC 群のほうが標準的ケア群に比べ有意に長かった（中央値 11.6 カ月 vs 8.9 カ月，P = 0.02）．

コメント

本研究は，がんと診断された後，早期に緩和ケアを導入することにより QOL が向上し，抑うつの発生率が低下することを示した．また，主評価項目ではないが，EPC の導入によって，患者の生存期間が延長することが示唆されたことは非常に興味深い．

EPC の導入によって，進行がん患者の予後が延長する可能性を示したこの論文は，大きなインパクトを与えた．2007 年にわが国で閣議決定された"がん対策基本計画"には"治療の初期段階からの緩和ケアの実施"が掲げられていたが，2012 年に見直され，"がんと診断された時からの緩和ケアの推進"という文言に置き換えられた．

本研究で行われた"緩和ケア"の内容が明確ではなく，生存期間が延長した理由は明らかにされていないため，結果の解釈には十分に注意する必要がある．緩和ケアの早期導入によって患者の意思が治療に反映されやすくなり，効果が乏しく副作用の強い抗がん薬の治療を，速やかに中止することができるようになったこと，そして，早期からの緩和ケアが終末期ケア導入のタイミングの最適化をもたらしたことが，生存期間の延長につながったのかもしれない[1]．今後，緩和ケアのプロトコールを明確にしたうえで生存期間の延長を主評価項目とした前向き研究で実証する必要があろう．

●参考文献

1) Greer JA, et al. Effect of early palliative care on chemotherapy use and end-of-life care in patients with metastatic non-small-cell lung cancer. J Clin Oncol 2012 ; 30 : 394–400.

デキサメタゾンは，進行がん患者のがんに伴う倦怠感を改善する

Reduction of cancer-related fatigue with dexamethasone : A double-blind, randomized, placebo-controlled trial in patients with advanced cancer
Yennurajalingam S, et al. J Clin Oncol 2013 ; 31 : 3076-82

栗山　俊之／川股　知之

■背景

　がんに伴う倦怠感(cancer-related fatigue：CRF)は，がん患者が抱える症状のなかでも頻度が高い．化学療法を受けている患者では痛みや悪心よりも CRF のほうが苦痛だと感じ，日常生活に与える影響が大きいとさえいわれている．また，CRF が強いために，がん治療を中止せざるをえない場合も多い．

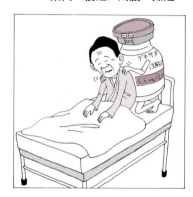

　がん患者の CRF を軽減させるための薬物治療については，一定したエビデンスは得られていないが，多くの腫瘍医は経験的にステロイドを使用している．

　CRF に対するステロイドの効果を調査した症例報告や研究はあるが，これまで質の高い研究は行われていない．本研究は，多施設共同プラセボ対照ランダム化二重盲検比較試験によって CRF に対するステロイドの効果を検証した．

■方法

　MD Anderson Cancer Center をはじめとした複数の施設で進行がんと診断された外来通院患者のうち，緩和ケアを受けている患者を調査した．患者の選択基準に，エドモントン症状評価システム(Edmonton symptom assessment scale：ESAS)を用いた．ESAS は，痛み・疲労感・嘔気・食欲不振・不安・抑うつ・睡眠障害などの身体・精神症状を 0(症状なし)-10(起こりうる最もひどい症状)で点数化する．本研究では，ESAS で 4 点以上の身体・精神症状が 3 つ以上ある進行がん患者を対象とした．なお，認知機能低下，感染，ヘモグロビン 9 g/dl 以下，予後 4 週未満の見込み，好中球が 750/μl 未満の患者は対象外とした．

　同意取得後に患者をデキサメタゾン 8 mg/day(4 mg/回を 1 日 2 回)を毎日投与する群(デキサメタゾン群)とプラセボを投与する群(プラセボ群)に，無作為に割り付けたうえで盲検化した．主評価項目は，デキサメタゾン投与前に比較した投与 15 日後の FACIT-

F fatigue subscale の改善とした．FACIT-F fatigue subscale は倦怠感の評価法であり，0-52点で評価し，点数が低いほど QOL が高いことを示す．また，副次評価項目は，8日後の FACIT-F fatigue subscale，8日後と15日後の Functional Assessment of Cancer Therapy — Anorexia-Cachexia（FAACT，食欲や悪液質に対する関心についての評価法．得点が高いほど食欲が高い）と Hospital Anxiety and Depression Scale（HADS），ESAS とした．

■結果

対象となった212名のうち，患者の協力を得られなかった64名と，基準を満たさなかった16名を除いた132名を対象とし，デキサメタゾン群43名，プラセボ群41名に割り付けた．投薬前の FACIT-F fatigue subscale はデキサメタゾン群 18.40 ± 10.47，プラセボ群 21.57 ± 9.11 であった．デキサメタゾン群は，プラセボ群と比較して，ベースラインから15日後の FACIT-F subscale を有意に低下させた．15日後では，プラセボ群で 3.1 ± 9.59 低下したのに対して，デキサメタゾン群では 9.0 ± 10.30 低下した．さらに，8日後でも，プラセボ群で 3.06 ± 7.28 低下したのに対して，デキサメタゾン群では 8.01 ± 7.81 低下した．すなわち，デキサメタゾン投与はプラセボ投与よりも CRF を有意に改善させた．

コメント

本研究で初めて多施設共同プラセボ対照ランダム化二重盲検比較試験を行い，デキサメタゾン 8 mg/day が CRF に対して有効であることが実証された．また，HADS や ESAS の各項目を改善させなかったため，デキサメタゾンが気分や身体症状を改善することにより CRF を改善させるのではなく，デキサメタゾンが倦怠感そのものを改善させたことが示唆された．

また，本研究では15日までしか評価されていないため，長期投与の有用性は不明である．CRF に対してステロイドを使用する際には長期投与になる可能性を念頭に置く必要があるため，今後は長期投与での効果と有害事象に関する研究を行う必要がある．また，CRF に対するステロイドの効果は患者によって大きく異なるため，どのような患者に対して有効なのかを調査することも必要であろう．

Olanzapine for the prevention of chemotherapy-induced nausea and vomiting
Navari RM, et al. N Engl J Med 2016 ; 375 : 134-42

通常の制吐療法にオランザピンを併用することで，化学療法誘発悪心・嘔吐は抑制される

栗山　俊之／川股　知之

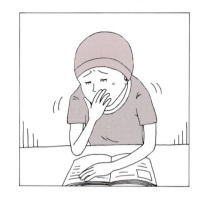

■背景

　化学療法誘発悪心・嘔吐(chemotherapy-induced nausea and vomiting：CINV)はがん治療を受けている患者の生活の質(quality of life：QOL)を著しく低下させる．CINV に対する制吐療法ガイドラインでは，中等度－高度催吐性抗がん薬を使用する際に 5-hydroxytryptamine type 3(5-HT_3)受容体拮抗薬，デキサメタゾン，neurokinin-1(NK1)受容体拮抗薬などを組み合わせることを推奨しているが，十分に悪心・嘔吐を制御できていない．

　オランザピンは抗精神病薬の一つであり，中枢神経においてドパミン D_1，D_2，D_3，D_4 受容体，セロトニン $5\text{-}HT_{2a}$，$5\text{-}HT_{2c}$，$5\text{-}HT_3$，$5\text{-}HT_6$ 受容体，アドレナリン α_1 受容体，ムスカリン受容体，ヒスタミン H_1 受容体など多くの受容体を阻害する multi-acting receptor targeted antipsychotics である．D_2，$5\text{-}HT_{2c}$，$5\text{-}HT_3$ 受容体は悪心・嘔吐発現に関わっているため，これらの受容体の遮断作用をもつオランザピンが臨床的に制吐作用を有するのではないかと考えられている．

　これまで，オランザピンの CINV に対する有用性を実証するための質の高い研究は行われていなかった．そこで，高度催吐性抗がん薬で治療を受ける患者において，オランザピンが，急性(抗がん薬投与後 0-24 時間)，遅発性(抗がん薬投与後 25-120 時間)，および抗がん薬投与後 0-120 時間までの期間の嘔気を消失させる効果があるかを検証するために，プラセボ対照二重盲検比較試験を行った．

■方法

　18 歳以上で初回の治療において抗がん薬であるシスプラチンもしくはドキソルビシン＋シクロホスファミドの投与が予定され，かつ全身状態が良い患者を対象とした．悪心・嘔吐予防治療として，化学療法 1 日目に 5-HT_3 受容体拮抗薬(パロノセトロン 0.25 mg 静注，グラニセトロン 1 mg 静注あるいは 2 mg 経口投与，オンダンセトロン 8 mg 経

口あるいは静注，のいずれか1種類)，デキサメタゾン12 mgおよびNK1受容体拮抗薬(ホスアプレピタント150 mg静注，もしくはアプレピタント125 mg経口投与)を投与した．化学療法2日目以降は，デキサメタゾン8 mgを2，3，4日目に経口投与し，アプレピタントを使用する場合は80 mgを2，3日目に経口投与した．

性別，化学療法のプロトコール，使用する5-HT_3受容体拮抗薬によって層別化したのち，オランザピン投与群に割り付けられた患者にはオランザピン10 mgを1-4日目まで，プラセボ群の患者にはプラセボを1-4日目まで投与した．

主評価項目としては，嘔気が全くないこと〔嘔気のvisual analogue scale(VAS)が0〕，副次評価項目としては，完全緩解(嘔吐もなくレスキューの制吐薬も使用しない)とした．

■結果

401名が割り付けされ，研究途中で脱落した21名を除いた380名(オランザピン群192名，プラセボ群188名)が解析対象となった．化学療法による悪心が認められなかった患者の割合はオランザピン群のほうがプラセボ群と比較し有意に高かった〔化学療法24時間後まで：74% vs 45%($P = 0.002$)，化学療法25-120時間後まで：42% vs 25%($P = 0.002$)，化学療法0-120時間後まで：37% vs 22%($P = 0.002$)〕．完全寛解率もすべての期間でオランザピン群のほうが有意に高かった〔化学療法24時間後まで：86% vs 65%($P < 0.001$)，化学療法25-120時間後まで：67% vs 52%($P = 0.007$)，化学療法0-120間後まで：64% vs 41%($P < 0.001$)〕．オランザピン投与により重篤な副作用は認められなかったが，オランザピン群の患者で2日目において鎮静(5%は重症)が増加した．

コメント

緩和ケア領域では，進行がん患者の悪心・嘔吐にオランザピンが有効であるとする報告が多数あり，不完全な消化管閉塞による悪心も改善させるとの報告[1]もある．本研究では，オランザピンを10 mg/day使用したところ2日目に鎮静が出現し，その後改善したと報告しているが，進行がん患者ではこの投与量では過鎮静になることが多い．2.5 mg/dayを投与しても進行がん患者の悪心を改善したという報告[2]もあり，オランザピンは少量から慎重に投与したほうがよいと思われる．

●参考文献

1) Kaneishi K, et al. Olanzapine for the relief of nausea in patients with advanced cancer and incomplete bowel obstruction. J Pain Symptom Manage 2012 ; 44 : 604-7.
2) Passik SD, et al. A pilot exploration of the antiemetic activity of olanzapine for the relief of nausea in patients with advanced cancer and pain. J Pain Symptom Manage 2002 ; 23 : 526-32.

OPRM1 A118G gene variant and postoperative opioid requirement: A systematic review and meta-analysis

Hwang IC, et al. Anesthesiology 2014 ; 121 : 825-34

OPRM1 A118G 遺伝子の変異は，術後鎮痛に必要なオピオイドの量を増加させる

栗山　俊之／川股　知之

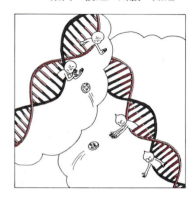

■背景

　がん患者や慢性疼痛患者の中等度-高度の痛みに対してオピオイド鎮痛薬が使用されているが，鎮痛効果には個人差があり，個々の患者に適したオピオイド鎮痛薬の必要量はかなり異なる．この個人差の一因として遺伝子要因が挙げられ，代謝酵素・トランスポータの機能差異，オピオイド受容体・シグナル伝達分子の機能差異が薬力学に影響を及ぼしているのではないかと考えられている．

　μオピオイド受容体の遺伝子の一つである OPRM1 A118G 一塩基多型(single nucleotide polymorphism：SNP)はゲノム薬理学領域で注目されている．in vitro の研究では変異型の受容体は，内因性オピオイドである β-エンドルフィンとの親和性が高くなり，その効果が強くなるにもかかわらず，外因性オピオイドの効果が低下することが示されている．

　本論文では，OPRM1 A118G 遺伝子多型が，術後痛管理に必要なオピオイドの使用量に及ぼす影響を調査するために，メタ解析を行った．

■方法

　2013年7月17日時点で PubMed, EMBASE, Cochran Library から，"OPRM1 or A118G" "pain" というキーワードで原著論文を検索し，①嗜癖や痛みの感受性についての研究，②術後痛以外の痛みを対象とした研究，③ヒト以外のデータが含まれている研究，④オピオイドの投与経路が静注でないものや主評価項目がオピオイドの使用量でない研究，⑤118A＞Gの変異に関するデータがない研究を除外した．

■結果

　3つのデータベースの検索から346編の論文が選び出され，最終的に18編が解析対象となった(アジア人を対象とした研究は12編)．

　それぞれの研究における術後オピオイド使用量の2つの推定平均値の差を標準偏差の

推定値で除した標準化平均差(standard mean difference：SMD)をフォレストプロットにし，メタ解析全体での結果も示した．野生型(A-allele)に比べ，変異型(G-allele)の保因者ではオピオイド使用量が多く〔SMD -0.18〔95％信頼区間(CI) -0.30 ~ -0.06〕, $P = 0.003$〕，統計学的異質性が認められた(I^2 66.8％, $P < 0.001$)．

サブ解析したところ，アジア人の G-allele 保因者はオピオイド使用量が多かった〔SMD -0.21(95％ CI -0.34 ~ -0.08), I^2 68.6％, random-effects model(REM)〕が，白色人種の G-allele 保因者は関連がなかった．オピオイドのなかでも，フェンタニルでは有意差はなかったが，G-allele 保因者ではモルヒネ使用量が増加〔SMD -0.29(95％ CI -0.42 ~ -0.15), I^2 58.2％, REM〕した．また，G-allele 保因者では，腹部臓器の手術ではオピオイド使用量が有意に多かった〔SMD -0.20(95％ CI -0.35 ~ -0.05), I^2 73.5％, REM〕が，非内臓手術の術後では有意差はなかった．

コメント

麻酔薬や鎮痛薬をはじめとして，薬物に対する反応には個人差がある．術後痛治療では，短時間で強い痛みに対応しなければいけない．オピオイド鎮痛薬を主体に術後鎮痛を行う際には，過少投与になれば患者を痛みで苦しめることになり，過量投与となってしまえば意識障害・呼吸抑制といった好ましくない副作用をもたらす．しかしながら，術後に使用するオピオイド鎮痛薬の必要量を，事前に見極めることは難しい．

術後に必要とする鎮痛薬の量は，手術，年齢，性別，人種，過去の痛みの経験，臓器機能，心理的要因など多様な因子が関与する[1]ことが知られている．最近では，それらに加えて遺伝的要因が注目されている．オピオイド鎮痛との関連が示唆されている遺伝子には，薬物代謝に重要なシトクロム P450(CYP2D6)，皮膚や毛髪などの着色に関与するメラノコルチン-1 受容体(MC1R)，異物や薬物などを細胞外へ排出する ABC トランスポータファミリーの一つである P 糖蛋白質〔ABCB1(MDR1)〕，カテコラミンの代謝酵素であるカテコール-O-メチルトランスフェラーゼ(COMT)がある[2]．

オピオイド受容体に関しては本論文でも取り上げた OPRM1 A118G 多型に関する研究が多く，野生型である A/A 遺伝子に比べ，A/G または G/G 遺伝子型でオピオイドの鎮痛効果が弱いことが示されているが，その差はあまり大きくない．今後 OPRM1 だけでなく，前述した CYP, MC1R, MDR1 などの痛み関連分子の遺伝子変異と組み合わせて，高い精度で患者の鎮痛薬感受性を予測するシステムの開発が期待される．

● 参考文献
1) Coulbault L, et al. Environmental and genetic factors associated with morphine response in the postoperative period. Clin Pharmacol Ther 2006 ; 79 : 316-24.
2) 西澤大輔ほか．遺伝子多型と疼痛感受性，オピオイド感受性—基礎および臨床のデータから—．麻酔 2009 ; 58 : 1093-101.

Neurolytic celiac plexus block for pain control in unresectable pancreatic cancer
Yan BM, et al. Am J Gastroenterol 2007 ; 102 : 430-8

切除不能な進行膵がんによる痛みは，腹腔神経叢ブロックで軽減する

栗山　俊之／川股　知之

■背景

膵がんの痛みは腹腔神経叢を経由して伝達される．Kappisが1914年に初めて腹腔神経叢ブロック(neurolytic celiac plexus block：NCPB)を報告して以来，その有効性について多くの報告がある．

近年，膵がん患者を対象としたNCPBの有用性についてランダム化比較試験(randomized controlled trial：RCT)が行われ，痛みのコントロール，およびQOLの改善について，さまざまな結果が報告されている．そこで，本論文で著者らは膵がんによる痛みのコントロールに対するNCPBの有効性を検証するために，NCPBと通常の痛みコントロールのみを行ったものを比較したRCTについてメタ解析を行った．

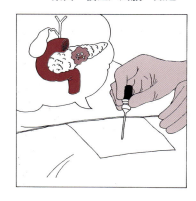

■方法

PubMed，EMBASE，HealthStar，Cochran Libraryから，1966-2005年に，"celiac block" "celiac plexus block" "celiac plexus neurolysis" "splanchnicectomy"に適宜"block"というキーワードを加えて英文原著論文を検索し，その中から膵がん患者を対象としたRCTのみを選び出した．慢性膵炎やほかの悪性疾患を対象として含んでいるものは除外した．NCPBを併用した群(NCPB群)と通常の痛みコントロールのみを受けた群(対照群)とを比較検討した．主評価項目は，10-point visual analogue scale(VAS)とし，副次評価項目は，オピオイド鎮痛薬の使用量(経口モルヒネ換算)，有害事象(便秘，低血圧，悪心・嘔吐，下痢，鎮静)と生存期間とした．それぞれの論文でデータの記載がない場合は，著者に問い合わせを行った．データ収集は，ベースライン，2，4，8週後に行った．

■結果

4つのデータベースの検索から491編の論文が選び出され，12編のRCTの中から

最終的に5編(イタリア・米国からそれぞれ2編, 日本から1編)が解析対象となった. NCPBの方法としては4編の論文では透視下で後方からの左右両側からブロックし, 1編は術野でブロックを行った. 対照群では, すべて非ステロイド性抗炎症薬(NSAIDs)とモルヒネを用いて鎮痛した. 3編では, 偽ブロックを行い二重盲検化していた.

 5編で302名(NCPB群147名, 対照群155名)の患者が研究に参加しており, 平均年齢は61.0±4.3歳で男女比はほぼ同じで, ベースラインのVASは5.0±1.88だった. 2週間後, NCPB群と対照群のVASの加重平均の差は−0.34〔95%信頼区間(CI) −1.03〜0.34, $P=0.33$〕で有意差なく, 論文によっても結果がばらついていた. 4週後ではVASの加重平均差(WMD)は−0.50(95% CI −0.85〜−0.15, $P=0.005$), 8週後では−0.60(95% CI −0.82〜−0.37, $P<0.00001$)と, NCPB群で有意に低かった. 2編ではNCPBの追加を許容しており, 1編はNCPB群の3/50(6%), 対照群の10/50(20%)でNCPBの追加が行われ, もう1編はNCPB群の10%, 対照群の12%で追加のNCPBを行ったが, 追加実施した時期はNCPB群のほうが有意に遅かった(11.8カ月 vs 4カ月, $P<0.05$).

 ベースラインの1日のオピオイド使用量は経口モルヒネ換算で30±14mgであった. 2, 4, 8週後でのNCPB群と対照群のWMDはそれぞれ−39.99mg(95% CI −60.08〜−19.91, $P<0.0001$), −53.69mg(95% CI −79.65〜−27.73, $P<0.0001$), −80.45mg(95% CI −134.66〜−26.24, $P=0004$)で, NCPB群のほうが有意にオピオイドの使用量が少なかった.

 便秘に関しては, NCPB群で明らかに改善した〔相対リスク0.67(95% CI 0.49〜0.91), $P=0.01$〕が, 悪心・嘔吐, 下痢, 鎮静に関しては差がなかった. NCPB群2症例で起立性低血圧が遷延し, 1症例でロペラミド抵抗性の下痢が持続した.

コメント

 このメタ解析では, 標準的痛み治療を単独で行うよりもNCPBを併用したほうが, 痛みのコントロールが良好であることが示された. VASは6%減少したにすぎないが, オピオイド鎮痛薬の使用量は経口モルヒネ換算で1日あたり平均40〜80mg減少させ, 便秘も改善させた. 一方でオピオイドに起因する悪心・嘔吐や鎮静など, ほかの副作用は改善しなかった. QOLの改善については, 解析している論文が少なくNCPBの効果について明らかにすることはできなかった.

 今後は, NCPBの方法の検討やQOLを主評価項目とした研究が待たれる.

日めくり麻酔科エビデンス アップデート
～1日1つ，3カ月で100の知見を得る～ ＜検印省略＞

2017年4月8日　第1版第1刷発行

定価（本体5,700円＋税）

監修者　山　蔭　道　明
編集者　新　山　幸　俊
発行者　今　井　　　良
発行所　克誠堂出版株式会社
〒113-0033　東京都文京区本郷 3-23-5-202
電話（03）3811-0995　振替 00180-0-196804
URL　http://www.kokuseido.co.jp

ISBN978-4-7719-0481-1　C3047　¥5700E　　印刷　株式会社双文社印刷
Printed in Japan ©Michiaki YAMAKAGE, Yukitoshi NIIYAMA, 2017

・本書の複製権・翻訳権・上映権・譲渡権・公衆送信権（送信可能化権を含む）は克誠堂出版株式会社が保有します。

・本書を無断で複製する行為（複写，スキャン，デジタルデータ化など）は，「私的使用のための複製」など著作権法上の限られた例外を除き禁じられています。大学，病院，診療所，企業などにおいて，業務上使用する目的（診療，研究活動を含む）で上記の行為を行うことは，その使用範囲が内部的であっても，私的使用には該当せず，違法です。また私的使用に該当する場合であっても，代行業者等の第三者に依頼して上記の行為を行うことは違法となります。

・ JCOPY ＜（社）出版者著作権管理機構　委託出版物＞
本書の無断複写は著作権法上での例外を除き禁じられています。複写される場合は，そのつど事前に（社）出版者著作権管理機構（電話 03-3513-6969, Fax 03-3513-6979, e-mail : info@jcopy.or.jp）の許諾を得てください。